Für Nikita

Alles Gute, ob
beschuht oder unbeschuht
wünscht
Katja Kuhn

Katja Kulin

Barfuß

zu mehr Gesundheit und Lebensfreude

fidibus Verlag

Bildnachweis:

Coverbild: www.fotolia.de

Innen: S. 11, 40, 78: Martl Jung
S.28, 64: Eduard Soeffker
S. 21, 60, 122: Dr. Lorenz Kerscher
S. 4: Health Care Bayern e.V.
S. 6: Sylvia Witt
S. 102: Norbert Wilhelmi
S. 108: Walter Fey
S. 124: Gesundheitszentrum Saarschleife
S. 17, 36, 48, 68, 88, 92, 96, 99, 111, 117, 129: privat

Umschlaggestaltung: Ulrike Niebuhr

Katja Kulin
Barfuß zu mehr Gesundheit und Lebensfreude
ISBN 9783943411041
1. Auflage 2012

Druck: www.SOL-Service.de

fidibus Verlag Christine Trompka
www.fidibus-verlag.de

Buchbestellung Tel.: 08252/881480
info@fidibus-verlag.de

Inhaltsverzeichnis

Auf gesunden Füßen –

Ein Vorwort von Health Care Bayern e.V.

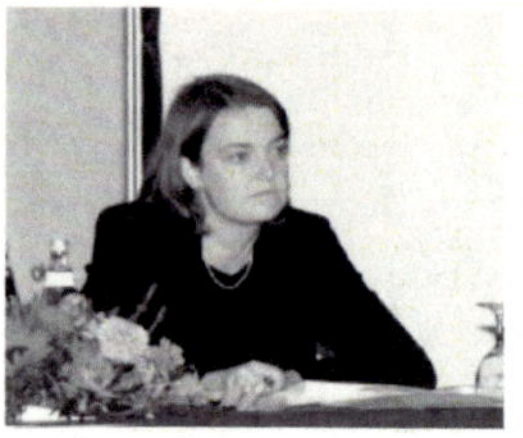

Claudia Küng ist geschäftsführendes Vorstandsmitglied von Health Care Bayern e.V. Der gemeinnützige Verein hat es sich mit Mitgliedern aus allen Sektoren des Gesundheitswesens zum Ziel gesetzt, die Gesundheitsversorgung der Bevölkerung zu fördern und weiterzuentwickeln. Unter anderem hat Health Care Bayern e.V. die Initiative „Bayern auf gesunde Füße stellen“ ins Leben gerufen.

www.healthcare-bayern.de

98 Prozent aller Menschen kommen mit gesunden Füßen auf die Welt, aber nur 40 Prozent von ihnen haben gesunde Füße, wenn sie erwachsen sind. Die meisten bleibenden Fußschäden beginnen schon im Kindesalter. Zu wenig Bewegung, Übergewicht, aber auch zu kleine oder schlecht sitzende Schuhe sind die Ursachen.
Mit dem Ziel, die Bevölkerung zum Thema Fußgesundheit zu sensibilisieren, hat der gemeinnützige Verein Health Care Bayern e.V. zusammen mit zahlreichen Kooperationspartnern und unter der Schirmherrschaft des Bayerischen Gesundheitsministeriums die Kampagne „Bayern auf gesunde Füße stellen“ initiiert. Auf dem Weg, ein neues Bewusstsein für mehr Fußgesundheit zu schaffen, begleiten uns seit Jahren die auch im Buch mitwirkenden Barfußexperten Eduard Soeffker, Dr. Lorenz Kerscher, Burkhard Reinberg und Martl Jung.
Barfußlaufen macht Spaß! Gerade für Kinder ist das Barfußlaufen besonders wichtig, da hierdurch sowohl die Sinneswahrnehmung und motorische Fähigkeiten verbessert werden, als auch Haltungsschäden und Fußfehlstellungen wirksam vorgebeugt wird. Aber auch Erwachsene und ältere Menschen können barfußwandern und die damit verbundene Freiheit wieder neu entdecken. Denn Sebastian Kneipp sagte schon vor über 150 Jahren: „Der Anfang zur Abhärtung bleibt immer das Barfußgehen. Es gewöhnt unsere Natur (den Körper) am meisten an die

Erde. Dabei wird das Blut nach unten geleitet, der Blutumlauf geregelt und die Füße gekräftigt."
Vielen Menschen fällt es heutzutage schwer, sich mit ihren Füßen zu identifizieren und auf ihre Fußgesundheit zu achten. Der moderne Mensch bewegt sich durchschnittlich nur noch 25 Minuten am Tag auf seinen Füßen. Dies kann einer der Gründe sein, warum er sie nicht mehr als so wertvoll wahrnimmt. Dabei kann die Wertigkeit gesunder Füße nicht hoch genug eingestuft werden. Gesunde Füße sind für ein mobiles und zufriedenes Leben auch in bewegungsarmen Zeiten eine Grundvoraussetzung.
Barfußwandern wird immer mehr zu einem Kultthema. Vorreiter wie Martl Jung, der barfuß über die Alpen wandert, oder Dietmar Mücke, der das ganze Jahr an gemeinnützigen Laufwettbewerben teilnimmt, stecken andere mit ihrer Begeisterung an. Sie tragen so dazu bei, das Thema „gesunde Füße" in den Mittelpunkt unseres Bewusstseins zu rücken.
Health Care Bayern e.V. veranstaltet deshalb jedes Jahr in den Sommermonaten den „Bayerischen Barfußwandertag" und stellt dabei einen der schönsten Barfußparks in Bayern vor. Der Tag ist ein guter Anlass, um einmal selbst die Erfahrung des Barfußgehens zu genießen und sich rund um das Thema Fußgesundheit zu informieren. Ganz besonders möchten wir auf den neu gestalteten Barfußwanderweg in Bad Wörishofen, der unter dem Motto „Barfußwandern im Park – Mit allen Sinnen genießen" steht, hinweisen. Mit seinen 1.550 Metern verläuft der Barfußpfad mitten durch den Kurpark und darüber hinaus.
Wir freuen uns, dass unsere Fußaktivitäten mit diesem Buch so wirkungsvoll unterstützt werden, und hoffen, dass mehr Menschen das Vertrauen zu ihren Füßen zurückgewinnen.

Das Leben im Fuß –

Ein Vorwort von Oliver Uschmann

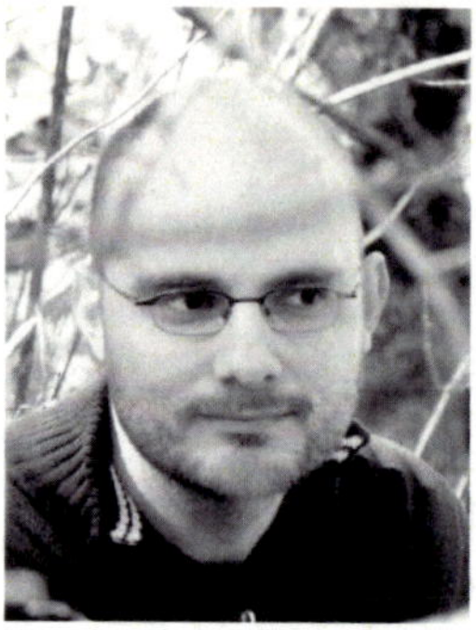

Oliver Uschmann ist Schriftsteller, Journalist und freier Dozent. Als Autor erschuf er unter anderem mit seiner Frau Sylvia Witt die Hui-Welt, eine Romanreihe rund um die skurrile Männer-WG von *Hartmut und ich*. Im Rahmen der Lesereise zu seinem Buch *Wandelgermanen* lief Oliver Uschmann 280 km durch NRW – barfuß.

www.hartmut-und-ich.de
www.wortguru.de
www.sylvia-witt.haus-der-kuenste.de

Die glücklichsten Zeiten meines Lebens habe ich mit blankem Fuß verbracht. Kausalität oder Korrelation?
War ich glücklich, weil ich barfuß war oder war ich barfuß, weil ich glücklich war? Ich denke, ein wenig von beidem. Die Schuhe auszuziehen und die Erde zu spüren, gehört zu den Handlungen, die selbst bei dunkler Tiefstimmung eine Aufwärtsspirale starten.
Alle guten Tage meiner Kindheit kleben mir noch heute unter den Füßen. Die knorrigen Wurzeln der riesigen Esche im Gemeinschaftsgarten hinter Omas altem Nachkriegsmiethaus. Der graue Staub auf dem Fuß- und Fahrradweg rund um die Wiese und die kleinen Blumenbeete, der im Sommer immer trocken blieb, selbst nach heftigstem Regen. Das feuchte Gras vor dem Wohnwagen meiner Großeltern väterlicherseits. Die Treppe zum Trailer drückte ihr Gittermuster in die Fußsohlen und an ihrem Ende lag die grüne Matte aus kratzigem Kunstgras.
Am Oststrand von Borkum zeichneten mein Onkel und ich Linien in den harten, feuchten Sand, den die Ebbe freigelegt hatte und erschufen einen Tennisplatz. Herrlich, auf bloßen Füßen in die Crossschläge reinzurutschen. Spielten wir Fußball unter dem Rauschen des Meeres, ima-

ginierte ich mir Phantasieergebnisse. Ich weiß heute noch, dass ich Unterhaching völlig überraschend in die Bundesliga aufsteigen ließ. Ein Wunder, das wenig später Wirklichkeit wurde. Trotzdem habe ich es mir nicht deswegen gemerkt, sondern weil ich dabei den Borkumer Sand zwischen meinen Zehen spüre.

Meinen Fußsohlen mutete ich mehr zu als Sand oder Treppengitter des Wohnwagens. Die Wege des Campingplatzes in Roermond waren mit Rollsplitt belegt, kleinen, scharfkantigen Steinchen, die man schon im Fuß hatte, wenn man noch auf dem großväterlichen Rasen stand. Bissig verteilten sie sich vom Weg in die angrenzenden Gelände und war ich faul oder mutig oder beides, rannte ich einfach ohne Schuhe quer über den Split zum Spielplatz auf der anderen Seite. Denke ich an diese Sommer, habe ich Holzbohlen von Stegen im Yachthafen unter den Füßen und raue Sisalseile von Klettergerüsten, an denen man sich als Junge zu den Füßen auch noch die Hände aufrubbelte. Millionen von Bildern habe ich in meinem Kopf gespeichert, tausende von Liedern, hunderte von Begegnungen ... doch wette ich, dass allein die Haptik ausnahmslos jede Erinnerung wieder reaktivieren kann. Man stelle mich mit verbundenen Augen auf die Wiesen, Strände, Spielplätze, Deiche, Häfen und Wege meiner Vergangenheit und ich werde sagen können, wo ich mich befinde.

Rollsplit auf dem Campingplatz hin oder her – hätte man mir als Kind gesagt, was ich im Sommer 2007 mache, wäre ich weggelaufen, im Glauben, es mit einem Verrückten zu tun zu haben. Der dritte Roman *Wandelgermanen* aus der Serie *Hartmut und ich* war gerade erschienen, einer Reihe übermütiger bis surrealer Komödien, die meine Frau Sylvia Witt und ich seit vielen Jahren entwerfen und zusätzlich eine Welt aus interaktiven Internetseiten und Sonderereignissen darum stricken. In diesem Buch begegnen die Helden, die aus dem Ruhrgebiet in die schwäbische Provinz ziehen, einem obskuren Verein namens „Die Wandelgermanen“, deren Mitglieder noch dem germanischen Götterglauben anhängen. Sie sind radikale Naturromantiker. In ihren Häusern wachsen Eschen und in den Wäldern nutzen sie nicht die künstlich von Menschenhand angelegten Wanderwege, sondern stapfen absichtlich querfeldein durchs Geäst, immer barfuß, um den Kontakt mit „Mutter Erde“ nicht zu verlieren.

Das Buch ist gleichzeitig Hommage und Satire in Sachen Spiritualismus und Esoterik, so ambivalent wie ich selbst, der ich einerseits der Aufklärung für vieles dankbar bin und andererseits tiefe, ungebrochene Gefühle von Ehrfurcht, Demut und Ureinheit empfinde, wenn ich abseits des Lärms die Natur auf mich wirken lasse. Zu diesem Buch jedenfalls sollte etwas Besonderes passieren, eine auffällige Aktion, eine Performance, ein Ritual, das jenem der Wandelgermanen im Roman ebenbürtig wäre. Eines schönen Nachmittags auf der Terrasse kam meine Frau darauf: „Was wäre denn, wenn du eine Lesereise barfuß machen würdest? Nur mit Rucksack, querfeldein durch NRW, von Show zu Show, mit Fans, die dich begleiten?“ Nun es ist bei mir so: Solche Dinge muss man mir nicht zwei Mal sagen. Ich habe noch diesen kleinen Jungen in mir, der Abenteuer sucht. Ähnlich wie *Finn*, der Held meiner aktuellen Romanreihe für Kinder ab elf Jahren, liebe ich es, die reale Welt wie die Landkarte eines Videospiels zu betrachten, in dem alles möglich ist.

Wir planten. Mein Agent buchte Auftritte. Ich übte.

Systematisch.

Kraxelte ich als Kind noch nebenher über scharfen Split und kratzige Bohlen, stellten wir nun auf der Terrasse verschiedene große Wannen auf, die mit Steinen aller Größen und Formen gefüllt waren. Jeden Tag lief ich mehrfach durch sie hindurch und krönte das Training der Lederhaut mit kräftigen Sprüngen in den roten Bruchstein, der unsere Teichwege ziert.

Am 23. August 2007 war es dann soweit. Gemeinsam mit Burkhard Reinberg – Webmaster von www.barfuss-trend.de und Autor des Buches *BigFoot. Unten ohne durchs Leben* – startete ich die Lesewanderung auf blanken Sohlen, die unter dem Begriff *Wundlauf 2007* in die Kulturgeschichte des Landes einging. Sie führte quer durch Nordrhein-Westfalen. Die Stationen waren Lünen, Dortmund, Bochum, Velbert, Wuppertal, Solingen, Düsseldorf, Krefeld, Duisburg und Oberhausen.

394.206 Schritte.

278, 3 Kilometer.

Burkhard, ich und hin und wieder ein Begleiter aus der Leserschaft passierten Wälder, Auen, Autobahnbrücken und Berge. Unvergessen die brutalen Hügel von Wuppertal oder der endlos lange Einlauf in Solingen. Die Füße dankten für jeden natürlichen Untergrund, aber sie verziehen nicht die vielen Kilometer auf dem Asphalt von Straßen, Fahrradwegen und Bürgersteigen, die oftmals nicht zu vermeiden waren. Dennoch warfen sie keine einzige Blase. Nur Risse und Überreizung plagten sie. Jeden Abend, während des Auftritts, bettete ich sie daher schon auf der Bühne in ein warmes Fußbad, wie es der Wandelgermane

Ernst auch im Roman täglich praktiziert.
Stressabbau, Naturverbundenheit, Achtsamkeit und Selbstvertrauen werden im dritten Kapitel dieses Buches thematisiert. Der *Wundlauf 2007* bescherte mir all diese Aspekte des Glücks trotz oder gerade wegen seiner Anstrengung. Ich habe keinen Meter dieser Reise vergessen und könnte die Route wahrscheinlich sogar ohne Karte heute wieder ablaufen; eine verdammt komplizierte Route, die wirre Haken quer durch Pferdehöfe schlägt oder mich an einem Morgen während des Hochwassers der Ruhr kniehoch unter Brücken durch Wasser waten ließ, in dem blindschleichengroße Würmer schwammen. Eine Route, auf der Burkhard Reinberg und ich uns im falschen Glauben, es bei der Linie auf der Landkarte mit einer Brücke zu tun zu haben, kilometerlang auf der falschen Seite der Ruhrauen verliefen, direkt neben einer ehemaligen Klärschlammanlage, deren Unrat die Flut am Tage zuvor noch in die Auen gespült hatte.
Doch auch die unspektakulären Ecken würde ich mit den Füßen wieder erkennen. Die kleinen Stadtparks und Wälder oder die langen Zufahrtsstraßen, an deren Rand sich grundsätzlich, als wollten sie mich verspotten, große Schuhcenter aufreihten. Trotz der körperlichen Anstrengung, bei der ich in zehn Tagen zwölf Kilo verlor, empfand ich selbst während des Hochwassers weniger Stress als im kommunikativen Alltag, in dem einen die Flut aus dem Mailpostfach überrollt.
Meine Achtsamkeit richtete sich nach außen hin auf jeden Baum, jedes Haus und jede Furche in den alten Mauern und nach innen hin auf mein Leben und meine Ziele. Zehn Tage Erdung bringen Klarheit und führen einen zudem als Kopfmensch in den Körper zurück. Das Zitat von Manfred Gleditsch in Kapitel III.2.6. dieses Buches kann ich nur bestätigen: Auch ich „stehe jetzt innerlich aufrechter“.
Den Höhepunkt meines Lebens auf blanken Füßen erlebte ich schließlich 14.675 Kilometer von zu Hause entfernt in einer Lagune des Küstenörtchens Palm Cove im tropischen australischen Queensland. Vier Füße standen dort im Sand, meine und die meiner Liebsten Sylvia, die unter dem Rauschen des Pazifiks in diesem Moment meine Frau wurde, den Blick auf vogelumschwärmte Felsen und die Schmetterlinge, die man zu unserem Glück aufsteigen ließ, wir beide heilfroh, das den kleinen Flattermännern beim Transport zur Zeremonie nichts passiert war.
Sich das „Ja“-Wort nicht in viel zu engen Schuhen, beschallt von einer Tanzband und umringt von vierhundert Gästen in einem Landgasthof,

sondern zwischen dem größten Korallenriff und dem ältesten unveränderten Regenwald der Erde zu geben und dabei seine Zehen in den Sand zu graben, ist jedem nur zu empfehlen. In den Tagen, die wir danach in einem Bungalowressort zwischen verlassenem Strand und Dschungel verbrachten, liefen wir sogar blanken Fußes nahe Krokodillagunen, Giftschlangen, Todesmuscheln und Tarantellöchern und fühlten uns dennoch geborgener als an jedem normalen Nachmittag in einer beliebigen deutschen Großstadt.

Die Dinge, die uns in dieser Zeit an den Füßen berührten, würden meine Frau und ich beide auf der Stelle ihrem genauen Platz zuordnen. Riesige Palmblätter, die am Strand des Thala Beach liegen gelassen werden, da der Naturschutz sogar das Abräumen alter Pflanzenteile verbietet. Feuchtes, ausgewaschenes Felsgestein an der Steilküste. Oder Sensitivgras, eine unglaubliche botanische Gattung, die sich bei Berührung zusammenzieht wie eine schüchterne Horde Klosterschülerinnen … und sich aufatmend wieder auffaltet, sobald die Gefahr vorüber ist.

Noch heute freuen sich meine Frau und ich auf jedes einzelne Grad Wärme, das es ermöglicht, den Garten um unser Haus länger als nur ein paar Minuten auf blanken Füßen zu betreten. Dann sitzen wir bis tief in die Nacht barfuß am Tisch, spielen Spiele, trinken Wein und erinnern uns an die Studentenwohnung, die ich in meiner Bochumer Zeit nach der WG hatte, die Grundlage für die Hartmut-Romane wurde.

Die Wohnung hatte einen Balkon, auf dem wir jeden Sommerabend verbrachten. Die Mauer heizte sich im Laufe des Tages auf und wir setzten, auf den Klappstühlen sitzend, unsere blanken Füße darauf und nahmen die Wärme auf, die das Gemäuer für uns aufbewahrt hatte.

Spätestens um Mitternacht öffnete der Hausmeister, der direkt nebenan wohnte, dann sein Schlafzimmerfenster und erteilte uns den Befehl, endlich die Klappe zu halten und in die Koje zu kriechen. Er war sehr verbissen. Hat wahrscheinlich in Schuhen geheiratet. Und niemals das Lebensglück erlebt, das darin steckt, die Welt so oft es geht mit blanken Füßen zu erleben.

I. Der Fuß –

Meisterwerk der Biomechanik

„Wir haben uns eine neue Nische erschlossen.“
(Prof. Bernd Heinrich)

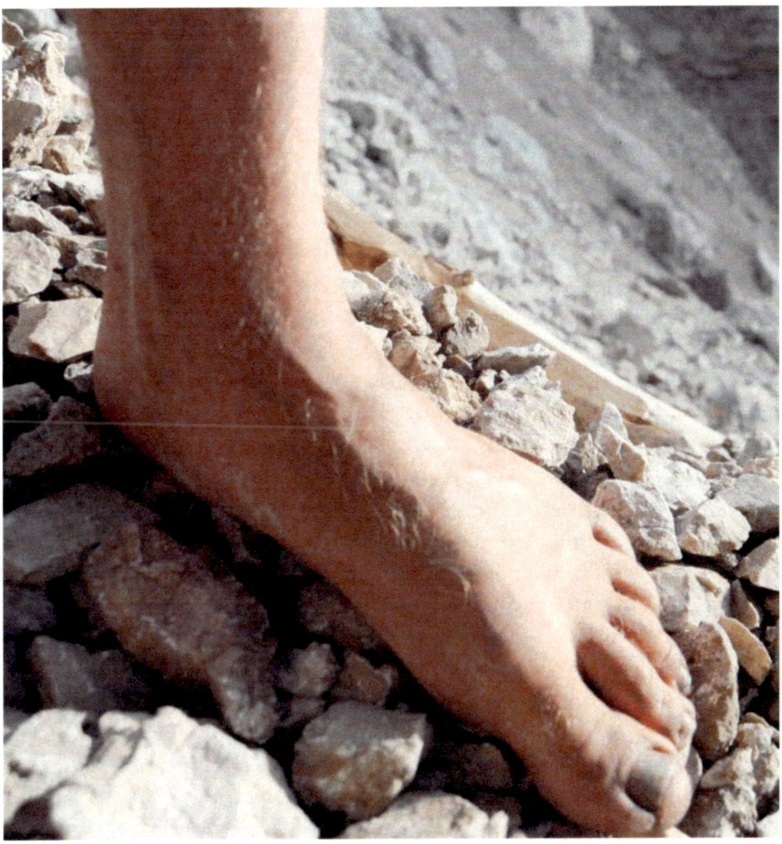

I.1. Die Evolution des aufrechten Gangs

Schon vor rund zehn Millionen Jahren nahm die Entwicklung unserer Vorfahren vom Vierfüßer zum Zweifüßer ihren Anfang. Ganz allmählich kam es zu anatomischen Veränderungen im Rumpfskelett sowie an Armen und Beinen. Sie ermöglichten den in Bäumen lebenden Primaten ein Hangeln unterhalb der Äste anstelle des Laufens über die Zweige. Diese Entwicklung stellte eine wichtige Voranpassung für den erst späteren Übergang zu einer aufrechten Fortbewegung dar.

Wann genau die menschliche Gangart, die so genannte Bipedie, mit all ihren Ausprägungen innerhalb der Evolution das erste Mal in Erscheinung trat, war lange unklar. 1974 konnte jedoch nach der Ausgrabung von *Lucy* im Afar-Dreieck in Äthiopien vermutet werden, dass Individuen der Art Australopithecus afarensis vor 3,2 Millionen Jahren bereits in der Lage waren, über längere Strecken hinweg aufrecht zu gehen. Obwohl nur 47 der 207 Knochen von *Lucy* gefunden wurden und die der Füße praktisch vollständig fehlten, legten die Teile des Beckens und der Oberschenkelknochen diesen Schluss nahe, da sie eindeutige Anpassungen an den aufrechten Gang aufwiesen. Typisch für den Zweibeiner sind beispielsweise Verdickungen am Oberschenkelhals. Sie entstanden im Laufe der Evolution, um die Verlagerung der Belastung durch das Gewicht des Oberkörpers von den vorderen auf die hinteren Gliedmaßen auszugleichen.

Fünf Jahre später bestätigte sich die Vermutung mit dem Fund von 3,6 Millionen Jahre alten fossilen Fußspuren der gleichen Art in Laetoli, Tansania. Zu dem Zeitpunkt ließ der Stand der Forschung es jedoch noch nicht zu, festzustellen, ob der Australopithecus sich mit ständig gebeugtem Knie- und Hüftgelenk fortbewegte, so wie es etwa Schimpansen heute noch tun, wenn sie zweifüßig laufen, oder ob er es schon wie der moderne Mensch tat. Erst 2010 brachte ein biomechanisches Experiment Gewissheit. Der aufrechte Gang ist mit durchgedrücktem Knie energieeffizienter, und die daraus resultierende fast gleiche Abdrucktiefe von Ferse und Zehen zeigte sich auch bei den Funden aus Laetoli.

Neueste Ausgrabungen in der Afar-Region belegen, dass neben Australopithecinen wie *Lucy* mindestens noch eine weitere, zum aufrechten Gang befähigte Vormenschen-Art zur selben Zeit in der Gegend gelebt hat. Im März 2012 berichtete das Fachblatt *Nature* von den Untersuchungsergebnissen der Forscher um Yohannes Haile-Selassie von der Case Western Reserve University im US-Staat Ohio. Die 3,4 Millionen Jahre alten Knochen weisen sowohl Ähnlichkeiten zum Affen als auch zum Menschen auf. Der Großzeh ist noch kurz und abgespreizt, womit er sich gut zum Klettern und Greifen eignet. Für die Befähigung zum aufrechten Gang spricht aber unter anderem die Tatsache, dass die Zehen sich vermutlich wie beim Menschen überstrecken ließen und somit das Abstoßen vom Boden am Ende eines Schrittes ermöglichten. Die bisher noch unbenannte neu entdeckte Art war also zu beidem in der Lage. Für die Forschung ist die Entdeckung deshalb so interessant, weil diese Vielgestaltigkeit der fossilen Extremitäten neue Aufschlüsse über die menschliche Evolution geben könnte. Nach weiteren Fossilien wird gesucht. Doch wie kam es überhaupt dazu, dass unsere Vorfahren begannen, sich aufzurichten?

Seit Darwin wissen wir, dass diejenigen Individuen einer Population, die in ihren Merkmalen am besten an ihre Umwelt angepasst sind, bessere Fortpflanzungschancen haben. Der Selektionsdruck führt dazu, dass in der folgenden Generation diese Merkmale durch die Vererbung dann häufiger zu finden sind und sich in Nachfolgegenerationen weiter ausprägen. Welche Überlebensvorteile eine Entwicklung vom Vierfüßer zum Zweifüßer für den Menschen hatte, dazu gibt es verschiedene Hypothesen.

Eine Annahme geht davon aus, dass der Beginn, wie schon zu Anfang des Kapitels erwähnt, bereits vor acht bis zehn Millionen Jahren zu setzen ist, als unsere Vorfahren noch auf den Bäumen lebten. Demnach hätten die Tiere einen Vorteil gehabt, die in der Lage waren, sich kurzzeitig aufzurichten und nach entfernten Früchten an dünnen, nicht erkletterbaren Zweigen zu hangeln.

Die Savannen-Hypothese wiederum nahm lange an, dass eine Verlagerung des Lebensraums von den Wäldern in die offene Savanne den aufrechten Gang evolutionär bevorteilt und auf den Weg gebracht hat. Die Übersicht im Grasland wurde damals wichtig, ebenso reduziert sich bei Zweifüßigkeit in sengender Hitze die direkte Sonneneinstrahlung auf den Körper um 60 Prozent, wie der Physiologe Peter Wheeler feststellte. All diese Faktoren spielten sicherlich eine wichtige Rolle, doch inzwischen ist hinreichend belegt, dass eine so genannte Präadaptation, eine Voranpassung an den aufrechten Gang, auch schon stattgefunden hat, als unsere Vorfahren noch in Wäldern lebten.

Die Ufer-Hypothese hingegen postuliert, dass sich Bipedie entwickelt

hat, weil die Vormenschen bevorzugt in Uferregionen gelebt und sich zwecks Nahrungssuche häufig im Wasser aufgehalten haben. Dabei ist zweibeiniges Waten vorteilhafter, weil der Kopf leichter über Wasser bleibt und zudem die Hände frei sind. Diese so genannte Wasseraffen-Theorie ist jedoch recht umstritten.
Doch was immer es auch war, das uns den aufrechten Gang beschert hat, die Zweifüßigkeit bahnte letztlich den Weg für viele weitere Entwicklungen wie den Gebrauch von Werkzeugen und das rasante Wachstum des Gehirns. Gleichzeitig waren zahlreiche Anpassungen des Skeletts vonnöten, und so veränderte sich auch die Anatomie des Fußes.

I.2. Aufbau und Funktionsweise des Fußes

Unser Fuß ist aus circa 28 verschiedenen Knochen zusammengesetzt, die alle durch Gelenke mit den benachbarten Knochen verbunden sind. Etwa 20 Muskeln sowie 107 Sehnen und Bänder, die für Beweglichkeit sorgen, laufen in ihm zusammen. Er besteht aus der Fußwurzel, dem Mittelfuß, der sich aus Ferse, Sohle, Ballen, Spann und Rist zusammensetzt, sowie aus den fünf Zehen.
Das Skelett des Fußes bildet drei Bögen. Zwei, die längs vom Fersenbein am hinteren Teil des Fußes bis zum ersten und fünften Mittelfußknochen verlaufen und einen quer über die Köpfchen des zweiten bis vierten Mittelfußknochens. So entsteht eine dreieckige Bogenkonstruktion zwischen der Ferse und dem äußeren und inneren Ballen, deren Eckpunkte gleichzeitig die tragenden Pfeiler des Fußskeletts darstellen.
Dieses Längs- und Quergewölbe des Fußes wird von der Muskulatur gespannt, die Bänder wiederum halten diese Spannung aufrecht. Beim Gehen wirkt es wie eine Federung, die den Aufprall der Tritte dämpft. Gleichzeitig kann es mit Hilfe der Muskulatur Unebenheiten des Bodens ausgleichen. Durch die Dreipunktauflage verteilt sich das Körpergewicht im Stand zudem relativ gleichmäßig auf den Füßen (ca. 40 Prozent tragen dabei die Ballen, ca. 33 Prozent die Ferse) und sie ermöglicht uns auch das Stehen auf einem Bein.
Ein intaktes Gewölbe ist für die Gesundheit des Fußes enorm wichtig. Bei Säuglingen sind das Quergewölbe und das äußere Längsgewölbe noch nicht entwickelt, und auch das innere ist unter dem Sohlenspeck kaum sichtbar. Zur vollen Ausprägung gelangt das Gewölbe erst, wenn

der Fuß seiner natürlichen Bestimmung, dem Gehen und Laufen, ausgiebig nachkommen kann.
Der Unterbau der Fußsohle, der aus einem polsternden Fettkörper besteht, sorgt ebenfalls für eine Dämpfung beim Gehen. Ausgeprägt ist er vor allem am vorderen Bereich der Ferse und am Ballen. Daher kann man davon ausgehen, dass der Mittelfuß- bzw. Vorfuß-/Ballengang der evolutionär vorgesehene für den Menschen ist. Insbesondere bei Fortbewegung im Laufschritt kommt man automatisch mit dem Vorfuß auf, die Ferse berührt den Boden kaum noch. Dieser natürliche Bewegungsablauf gerät beim Tragen von Schuhen mit einem Absatz allerdings aus den Fugen. Welche Folgen das haben kann, wird unter anderem in Kapitel 2 beschrieben.
An der Fußsohle und an den Zehen laufen außerdem rund 1.700 Nervenenden zusammen, und die hinzukommenden unzähligen Rezeptoren der Hautsinne liegen dicht an dicht, um die Beschaffenheit der Umgebung zu erfassen und zu interpretieren.
Der Fuß als Gesamtes ist extrem beweglich, er lässt sich auf und ab bewegen, drehen und neigen und besitzt damit zusammen mit dem Unterschenkel drei Drehachsen. Beim Gehen durchläuft er die zwei Phasen des Stands und des Schwungs. Wenn die Fußsohle auf dem Boden abgerollt wird, laufen alle Bewegungen und Muskelkontraktionen vom Knöchel zu den Zehen hin ab. Der Rückfuß dreht sich dabei gegenläufig gegen den Vorfuß, so dass es zu einer Verwringung des Fußes kommt. Diese erzeugt den Schwung und ermöglicht die dynamische Übernahme des Körpergewichts. Die Zehen finden Halt im Untergrund und sorgen für einen Schub nach vorn durch die Abstoßung am Ende des Abrollvorgangs.
Auch der gesamte Körper, den Kopf ausgenommen, befindet sich beim Gehen in einer Drehbewegung; Schulter- und Beckengürtel rotieren bei jedem Schritt in gegenläufiger Richtung. Diese Ausgleichsbewegungen sind erforderlich, da sich der Körperschwerpunkt bei jedem Schritt verlagert. Eine bipedale Fortbewegungsweise und auch das aufrechte Stehen erfordern, dass der Schwerpunkt des Körpers sich senkrecht oberhalb der Auftrittsfläche der Fußsohle befindet. Wandert er darüber hinweg, beginnt man zu fallen. Die Bewegungen, die der Körper zum Ausgleich macht, werden wiederum durch die Fußsohle ausbalanciert.
Wichtig für die besonderen Ausdauerlaufleistungen, auf die sich der Mensch im Laufe seiner Evolution spezialisiert hat, um auf der Nahrungssuche weite Strecken zurücklegen und Wild zu Tode hetzen zu

können, ist die Achillessehne. Sie wirkt wie eine Sprungfeder. Beim Auftreten wird sie gespannt und speichert bis zu 40 Prozent der beim Aufprall absorbierten Energie. Am Ende des Abrollvorgangs zieht sie sich beim Absprung wieder zusammen und die Energie wird freigesetzt. Dabei arbeitet eine kurze Achillessehne insgesamt noch energiesparender als eine lange. Bei der Untersuchung der Anatomie des Neandertalers stellten Wissenschaftler fest, dass dieser eine relativ lange Achillessehne hatte. Dies könnte einer der Gründe dafür gewesen sein, warum er schließlich ausstarb. Dass er nicht so ausdauernd laufen konnte, verschaffte ihm einen Nachteil bei der Jagd und verringerte somit seine Überlebenschancen.

I.3. Über Stock und Stein – Was unsere Füße leisten

6.000 bis 20.000 Schritte tragen uns unsere Füße jeden Tag über Asphalt, Beton, Schotter und Naturwege, bergauf, bergab und in der Ebene. Im Laufe unseres Lebens legen wir damit etwa 150 bis 500 Millionen Schritte zurück. Zur Verbildlichung kann man sich vorstellen, dass wir den Erdball vier bis acht Mal umrunden.
Das ist eine enorme Leistung und gleichzeitig eine extreme Belastung, der kein anderer unserer Körperteile standhalten muss. Im Wechsel übernimmt jeder Fuß beim Gehen das volle Körpergewicht, und beim Joggen sogar das Dreifache desselben. An einem aktiven Tag haben die Füße einer 70 kg schweren Person somit zwischen 500 und 1000 Tonnen zu tragen. Damit der Fuß als Ganzes und insbesondere auch das Fußgewölbe dem auf Dauer standhalten kann, ist eine gut ausgeprägte, im Gleichgewicht befindliche Muskulatur vonnöten. Dass diese sich ausbilden oder erhalten bleiben kann, dem wirken wir aber gerade durch das Tragen von Schuhen entgegen. Mehr dazu lesen Sie in Kapitel 2.
Weiteres über den aufrechten Gang, die anatomische Entwicklung des Fußes und persönliche Barfußerfahrungen können Sie im folgenden Interview – aus dem Englischen übersetzt – mit dem Biologen Professor Bernd Heinrich lesen.

I.4. „Wir haben uns eine neue Nische erschlossen." – Professor Bernd Heinrich über den aufrechten Gang

Bernd Heinrich ist emeritierter Professor der Fakultät für Biologie an der Universität Vermont. Er schrieb zahlreiche Bücher über seine Forschung bezüglich der physiologischen und ethologischen Anpassung von Tieren an ihre Umgebung. Im Sommer 2012 erscheint sein neuestes Werk *Life Everlasting* bei Houghton Mifflin.
Bernd Heinrich war zudem ein erfolgreicher Langstreckenläufer und schrieb das Buch *Laufen*, erschienen bei List.

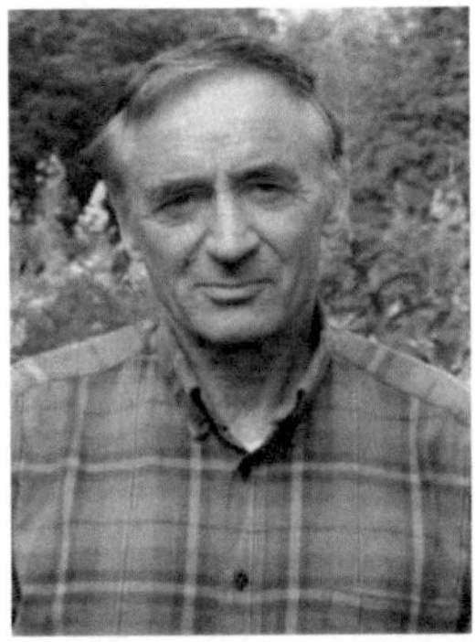

K. K.: Professor Heinrich, in Ihrem Buch „Laufen – Geschichte einer Leidenschaft" erklären Sie, warum und wie unsere Vorfahren Langstreckenläufer wurden. Ein Faktor dabei ist die Evolution des aufrechten Gangs. Können Sie kurz zusammenfassen, warum es zu dieser Entwicklung kam?

B. H.: Es wurde schon viel darüber geschrieben, ich kann dem kaum Neues hinzufügen. Zweifüßigkeit ist bei Säugetieren oft mit einer trockenen und relativ offenen Umgebung verknüpft, und so begann unsere Spezialisierung als zweifüßige Läufer schon vor ungefähr sechs Millionen Jahren, wahrscheinlich in Afrika.
Ich denke, das hatte mit dem Wettbewerb um Nahrung zu tun, und damit, dass unsere Vorfahren auf der Suche nach Nahrung die Wälder verließen und die Ebenen bevölkerten. Dort tendierten wir bald zu einer mehr auf tierischen Proteinen beruhenden Nahrung. Der aufrechte Gang reduzierte zudem die Hitzeeinstrahlung, was uns sowohl als Aasfresser als auch als Jäger gegenüber den Fleischfressern, die hauptsächlich in

der Nacht jagten, bevorteilte.
Ein wichtiger Punkt ist auch, dass wir nicht das passende Gebiss hatten, um Kadaver zu öffnen, und so erlaubte uns die Zweifüßigkeit den Gebrauch der Hände und vielleicht auch scharfer Steine, um Aas zu zerteilen und später dann Werkzeuge zu benutzen sowie das Fleisch an einen sicheren Ort zu tragen und dort zu essen. Auch konnten wir dann damit auf Bäume klettern um Gefahren zu entkommen, da wir nicht zu langen Sprints in der Lage sind.
Unsere Vorfahren nahmen damit eine neue Nische ein. Mit freien Händen konnten wir zudem Stöcke und Steine benutzen, um Konkurrenten z.B. von Kadavern zu vertreiben, und das führte schließlich zum Gebrauch von Werkzeugen und Waffen. Der Rest ist Geschichte.

K. K.: Wie haben sich unsere Füße beziehungsweise unsere Art zu Laufen in diesem Prozess verändert?

B. H.: Die Mechanik des Fußes ist nicht mein Spezialgebiet, aber für die meisten Tiere, für die Laufen sehr wichtig ist, ist das Speichern von Energie auch sehr wichtig. Dies wird durch Sehnen erreicht, die sich wie Federn verhalten und dadurch, dass die Muskeln weit oben im Bein sitzen und die Sehnen sich nach unten erstrecken, um die Energie durch die verlängerten Glieder zu transportieren. Vergleichen Sie einmal unsere Beine mit denen eines Gorillas oder Schimpansen! Die Anordnung der Muskeln hat sich geändert, wodurch das Bein im unteren Bereich leichter ist, was hilft, Energie zu sparen.
Der Fuß ist mit den Zehen, die nicht länger Greifen als Hauptaufgabe haben, verlängert, was auch die Schrittlänge erhöht. Die Kraft sitzt jetzt im vorderen Teil des Fußes. Wenn wir sprinten, laufen wir praktisch auf den Zehen, wobei die meiste Kraft beim Abdrücken des Fußes vom großen Zeh übertragen wird.

K. K.: Sie blicken auf eine lange und erfolgreiche Geschichte als Langstreckenläufer zurück. In Ihrem Buch erzählen Sie, dass eine Ihrer ersten und schönsten Erinnerungen die ist, barfuß in warmem Sand zu laufen, und dass Sie Ihre Kindheit in Deutschland, ob gehend oder laufend, praktisch barfuß verbracht haben. Was war an diesem Gefühl so besonders für Sie?

B. H.: Nun, es fühlte sich gar nicht nach etwas Besonderem an, sondern einfach natürlich. Ich hatte auch schlicht gar keine Schuhe. Irgendwann bekam ich ein Paar in einem Care-Paket von Freunden aus den USA. Die Schuhe fühlten sich seltsam an, später gewöhnte ich mich daran.

K. K.: Als junger Mann machten Sie eine blutige Erfahrung bei einem langen Barfußlauf, auf den Sie sich nicht vorbereitet hatten und stellten fest: Insbesondere für schwierige Untergründe bedarf es des Trainings. Tatsächlich verbrachte der Mensch aber die meiste Zeit seiner Entwicklung barfuß oder in leichtem Schuhwerk, und die Evolution hat ihn darauf angepasst. Würden Sie als Biologe sagen, dass Barfußgehen und -laufen auch heute noch empfehlenswert ist?

B. H.: Es ist sicher empfehlenswert in einer natürlichen Umgebung, wie sie zum Beispiel bei den Aborigines vorzufinden ist. In unserer modernen Umgebung ist es oft eher schwierig. Ich fand das schmerzhaft heraus, als ich auf eine zerbrochene Flasche trat. Die Narbe habe ich immer noch.
Auch haben wir jetzt betonierte Straßen, und als Stadtmensch nicht viele Möglichkeiten, etwa auf weichem Sand zu laufen. Hinzu kommt, dass uns die Festigkeit der Sohle fehlt, die man bekommt, wenn man von klein auf damit aufwächst. Beim Laufen ist grundsätzlich langes körperliches Training erforderlich, um Kopf, Beine und natürlich auch die Fußsohlen abzuhärten. Nicht vergessen sollte man auch, dass ohne die Erfindung der Kleidung und in dem Fall besonders auch der Schuhe, eine Besiedlung der nördlichen Hemisphäre nicht möglich gewesen wäre.

K. K.: Die Laufschuh-Industrie reagierte auf Forschungen, die feststellten, dass ein besonders hoher und gedämpfter Fersenbereich zu einem Laufstil verführt, der das Problem des Aufpralls eher verstärkt als löst und entwickelte verschiedenste Arten von Minimal Footwear. Wenn heute die Zeit Ihrer größten Aktivität als Läufer wäre, wären diese Schuhe Ihre Wahl?

B. H.: Ich denke nicht; ich glaube, viele davon sind nicht, was sie vorzugeben scheinen. Früher trug ich Nike Mariahs und liebte sie sehr. Sie werden heute nicht mehr hergestellt, vielleicht waren sie also zu minimal. In diesen neumodischen High-Tech-Schuhen könnte ich gar nicht laufen.

K. K.: Wann genießen Sie es heute, barfuß zu sein?

B. H.: Am Strand, natürlich. An allen anderen Orten ist mit Scherben oder unangenehmem Rollsplitt zu rechnen. Aber ich bin auch nicht besonders fähig, was das angeht. Ich bin nicht länger ein Altsteinzeitler in einer modernen Welt. Ich bin inzwischen vielmehr darauf angepasst, ein Weichei in der modernen Welt zu sein.

II. Weh und Ach –

Fußgesundheit in Deutschland

„Schuhe sind oft zu hoch, zu klein, zu eng.“
(Orthopädieschuhmachermeister Jürgen Struzek)

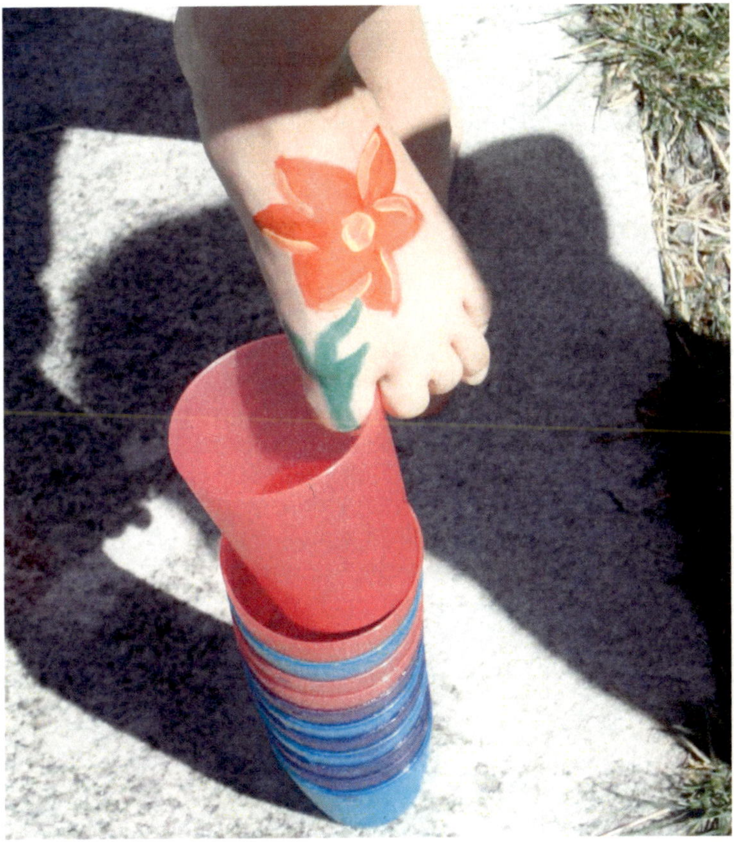

II.1. Fußfehlstellungen und -krankheiten

Rund 98 Prozent aller Menschen kommen mit gesunden Füßen zur Welt, doch gut 60 Prozent der Menschen in Deutschland haben als Erwachsene Fußprobleme, die ihren Anfang schon im Vorschulalter nehmen.

Schwielen, Hühneraugen, Hornhaut, brüchige Nägel und Fußpilz sind, da noch relativ leicht reparabel, weniger schwerwiegend als Fußfehlstellungen. Sie werden von uns aber als unästhetisch wahrgenommen und bereiten nicht selten auch Schmerzen. Die Ursachen sind Reibung und Druck durch zu enges Schuhwerk sowie im Falle von Fußpilz das feuchtwarme Klima im Schuh, das die Haut aufquillen lässt und ihre Schutzbarriere durchlässiger und anfälliger für die Infektion macht, die vor allem in Feuchträumen wie Schwimmbädern droht.

Vermeid- oder behandelbar sind diese Erkrankungen mit ausreichend weiten Schuhen, viel Barfußlaufen und einer sorgsamen Fußpflege. Den Füßen wird jedoch meist zu wenig Aufmerksamkeit geschenkt; vielleicht, weil sie die meiste Zeit des Tages in Schuhen versteckt sind. Letztere müssen hübsch und modisch sein, was dem Kriterium einer ausreichenden Weite gerade bei Damenschuhen genau entgegenläuft.

Sich so oft wie möglich das Gefühl barer Füße zu gönnen, ist das einfachste Mittel, das hier zur Anwendung kommen kann. Nichts reibt und drückt, nichts wird zusammengequetscht, der Fuß ist trocken und kann atmen. Ein probates Mittel auch gegen Schweißfüße.

Vor weit schwerer anzugehenden Problemen steht man allerdings, wenn es bereits zu Fußfehlstellungen gekommen ist. Diese Deformitäten behindern die normale Funktion des Fußes zum Teil erheblich und können zu starken Schmerzen führen. Durch einen veränderten Gang oder Schonhaltungen kann es dabei auch zu Verspannungen und Verschiebungen im gesamten Bewegungsapparat kommen. Je nach Grad der Erkrankung ist diese nicht mehr reversibel. Fußgymnastik und Barfußlaufen können auch hier durch Stärkung der Muskulatur noch Linderung verschaffen, oft kommt man aber um Einlagen oder eine operative Korrektur nicht herum.

Bei den meisten häufigen Fehlstellungen wie etwa dem Spreiz-, Senk- oder Plattfuß findet man eine Absenkung des Fußgewölbes vor. Beim Spreizfuß kommt es zu einem Verschwinden des Quergewölbes bei gleichzeitiger Verbreiterung des Vorfußes. Die gesenkten Mittelfußkno-

chen müssen nun den Druck mittragen, was schmerzhaft ist und zu Schonhaltungen führt.
Bei einer Abflachung des Längsgewölbes spricht man von einem Senkfuß. Knickt außerdem der Übergang vom Wadenmuskel über die Achillessehne zur Ferse nach außen ab, handelt es sich um einen Knicksenkfuß. Hier drohen Überlastungsschmerzen und die Bildung eines Fersensporns. Der Bindegewebsstreifen der Fußsohle wird durch die Überlastung an seinem Ansatz am Fersenbein ständig gereizt. Es bildet sich ein knöcherner Auswuchs, der sich beim Laufen zusätzlich sehr unangenehm und schmerzhaft auswirken kann.
Der Plattfuß kann als Endstadium des Senkfußes bezeichnet werden. Dabei kommt es zum vollkommenen Aufliegen des durchgedrückten Fußes. Die Hauptbelastung liegt auf den Fußwurzelknochen und der Ferse, wodurch es in der Folge zu einer Verbreiterung der Ferse kommt.
Eine weitere, insbesondere bei Frauen häufig anzutreffende Fußfehlstellung ist der Hallux Valgus, oft auch Begleiterscheinung eines Senkfußes. Der im Extremfall im rechten Winkel zu den anderen stehende Zeh verursacht Schmerzen und versteift sich. Der hervorstehende Großzehenballen ist zudem ständigem Druck ausgesetzt, da ein passender Schuh nun kaum noch zu finden ist. Dies kann zu Entzündungen der Haut oder des Schleimbeutels führen.
Auch Hammerzehen sind eine oftmals gerade bei Frauen anzutreffende Veränderung der Zehen. Hierbei besteht eine Beugekontraktur im Mittel- oder Endgelenk der Zehen, sie wirken wie in der Beugung erstarrt.
Die Anfälligkeit für die meisten von diesen und anderen Fußfehlstellungen kann zwar vererbt sein, etwa durch schwaches Bindegewebe, die krankhafte Veränderung selbst ist es jedoch nicht. Was also ist die Ursache für die vielen Probleme, die wir im Kindes- und Erwachsenenalter mit unseren Füßen haben?

II.2. Von Beginn an falsch beschuht: Ursachenforschung

Fußfehlstellungen resultieren zum überwiegenden Anteil aus unserer Zivilisation. Zum Teil sind sie inzwischen bereits genetisch verankert, wie etwa die genannte Bindegewebsschwäche. Diese allgemeine herabgesetzte Haltefähigkeit des gesamten passiven Bewegungsapparates begünstigt beispielsweise auch die Entstehung von Krampfadern. Wenig abwechslungsreiche Bewegung, die Tatsache, dass unsere Haut kaum mehr nennenswerten Temperaturschwankungen ausgesetzt ist sowie ungesunde Ernährung behindern die Ausbildung eines leistungsfähigen Bindegewebes zudem.

Übergewicht und zu wenig Bewegung ganz allgemein, die in den Erste-Welt-Ländern besonders häufig anzutreffen sind, begünstigen ebenfalls ein Absinken des Fußgewölbes.

Im Endeffekt kommt es zu Fehlstellungen aber vor allem durch ein lang andauerndes Ungleichgewicht zwischen der Belastung, der wir den Fuß aussetzen, und seiner tatsächlichen Belastbarkeit. Kein anderer Körperteil ist, wie weiter oben schon beschrieben, einer solchen Belastung ausgesetzt wie der Fuß, der an der Basis des Körperschwerpunkts liegt und zudem das gesamte Körpergewicht tragen muss. Unsere Knochen und Bänder sind jedoch, da sie sehr beweglich sein müssen, an dieser Stelle unseres Körpers nicht sehr stabil.

Hier ist es die Aufgabe der Muskeln, den Belastungen etwas entgegenzusetzen. Optimal trainiert werden sie beim Barfußlaufen, da wir genau daran evolutionär angepasst sind; verbrachten wir doch die meiste Zeit unserer Entwicklungsgeschichte ohne Schuhe. Eine schwache Muskulatur hält der Belastung auf Dauer nicht stand, und so kommt es unter anderem dazu, dass sich das Längs- oder Quergewölbe des Fußes absenkt oder ganz verschwindet.

Vielfach kann es sich aber gar nicht erst vollständig ausbilden, denn bereits Kleinkindern, die gerade das Laufen lernen, werden Schuhe angezogen, die zudem oft zu klein und zu eng sind. Da der Kinderfuß noch weich und verformbar ist, wird die Grundlage für Fehlstellungen schon in diesem frühen Alter gelegt.

Von Natur aus ist der menschliche Fuß darauf ausgelegt, ohne Stütze und ohne Hülle auf unebenem natürlichen Untergrund zu laufen. Erst mit zunehmender Zivilisation und Industriealisierung wurde das Schuhwerk erfunden und entwickelte sich dann rasch weg von seinem ursprünglich rein schützenden Zweck zum Modeaccessoire, das auf anatomische Gegebenheiten keine Rücksicht mehr nimmt.

Selbst gut sitzende Schuhe mindern die Beweglichkeit unseres Fußes; die bereits angesprochene Verwringung beim Gehen ist oftmals nicht oder nur eingeschränkt möglich. Selbst kleine Absätze verändern schon die gesamte Körperhaltung, verschieben den Schwerpunkt ungünstig und verlagern unseren natürlichen Auftritt vom Mittel- oder Vorfuß auf den hinteren Bereich der Ferse, dem aber die natürlichen Dämpfungseigenschaften fehlen und der die Stöße nur unzureichend abfangen kann. Auch die Zehen können ihrer Funktion, den Körper durch Abstoßung vom Boden vorwärtszutragen, kaum mehr nachkommen. Beim Tragen von Pumps lastet zudem das Körpergewicht zu einem Großteil auf dem Vorfuß. In zu engen Schuhen werden Fuß und Zehen zusammengedrückt und in eine unnatürliche Position gebracht, in zu kurzen wiederum gestaucht.

Da schon geringste Veränderungen an Teilen der funktionellen Einheit des Fußes langfristig Veränderungen am gesamten Fuß nach sich ziehen, ist es also nicht verwunderlich, dass es zu Fehlstellungen kommt, die letztlich den gesamten Organismus beeinträchtigen. Zusammen mit der Tatsache, dass die Fußmuskulatur, die die Belastung eigentlich ausgleichen müsste, durch das Tragen von Schuhen aber nahezu ruhig gestellt wird und entsprechend verkümmert oder sich gar nicht erst richtig ausbildet, wird klar, dass die meisten Fußprobleme „haus-“ oder im wahrsten Sinne des Wortes „schuhgemacht“ sind.

Um uns etwas Gutes zu tun, müssten wir unseren Füßen also öfter die Freiheit gönnen, ihrer natürlichen Aufgabe uneingeschränkt nachzukommen. Tun wir das, hat das nicht nur positive Auswirkungen auf die unteren Extremitäten, sondern auch auf den ganzen Menschen als Einheit aus Körper und Geist. Darauf wird das dritte Kapitel ausführlich eingehen. Zuvor gibt der Orthopädieschuhmacher Jürgen Struzek noch einen kleinen Einblick in seine Arbeit.

II.3. Zu hoch, zu klein, zu eng – Ein Interview mit Orthopädieschuhmachermeister Jürgen Struzek

Jürgen Struzek ist Schuhmachermeister, Orthopädieschuhmachermeister und Inhaber der seit 1930 bestehenden Traditionsschuhmacherei *Orthopädieschuhtechnik Struzek* in Essen.

www.struzek-essen.de

K. K.: Herr Struzek, was sind die häufigsten Fußprobleme, mit denen Kunden zu Ihnen kommen?

J. S.: Der Senk-Spreizfuß und Knickfüße sind sehr häufig vertreten und bilden damit die große Masse der typischsten Beschwerden, oft auch im Zusammenhang mit Rückenproblemen. Viele Kunden kommen außerdem auch mit Fersenspornbeschwerden.

K. K.: 98 Prozent der Menschen kommen mit gesunden Füßen zur Welt, und dennoch haben später 60 Prozent Fußprobleme. Wodurch entstehen diese, was sind die Ursachen?

J. S.: Das ist natürlich ganz unterschiedlich. Einmal kann es sein, dass eine genetische Prädisposition erst später zum Tragen kommt. Bei Knickfüßen fällt das oft im jugendlichen Alter schon auf und wird dann noch durch unpassende Schuhe unterstützt, so dass sich Ansätze weiter ausprägen. Mit Sicherheit ist auch generell unpassendes Schuhwerk eine häufige Ursache dafür, dass Fußfehlstellungen entstehen.
Ich denke da zum Beispiel an die junge Frau, die jahrelang mit High Heels durch die Gegend läuft oder einfach auch, selbst, wenn die Absätze nicht besonders hoch sind, zu enge und zu kleine Schuhe wählt. Da das Bindegewebe bei Frauen genetisch bedingt schwächer ist als bei

Männern, wovon die Muskeln weniger, aber unter anderem die Bänder betroffen sind, begünstigt solches Schuhwerk, über Jahre getragen, Fußfehlstellungen enorm. Das kann dann letztlich zu Veränderungen wie Hammerzehen, zum Spreizfuß und zum klassischen Hallux valgus etc. führen.
Oder ich denke an den jungen Mann, der in Chucks hier hereinkommt und den Knickfuß, den er sowieso schon hat, noch dadurch verschlimmert, dass der Fuß keinerlei Unterstützung durch den Schuh bekommt.

K. K.: Ihre Aufgabe ist es unter anderem, individuelle Einlagen bei Fußfehlstellungen anzufertigen. Was aber kann man denn Ihrer Meinung nach tun, um seinen Fuß zu stärken und eine Fehlstellung zu mindern?

J. S: Der Kunde kommt in der Regel mit einem Rezept vom Arzt, weil er schon Beschwerden hat. Die Einlagen, die wir anfertigen, bringen den Fuß wieder in eine normale Position und unterstützen ihn, wenn eine Person zum Beispiel im Beruf viel stehen muss.
Um Fehlstellungen zu mindern oder zu vermeiden ist aus meiner Sicht angepasstes Schuhwerk das A und O, vor allem sollte es natürlich nicht zu einseitig sein. Wenn man mal die zu engen Schuhe trägt, was ja auch auf viele Herrenschuhe zutrifft, oder als Frau die High Heels im Theater oder auf der Party, dann ist das durchaus in Ordnung.
Um die Fußmuskulatur zu stärken, ist auch Barfußlaufen eine gute Angelegenheit; es ist kein Absatz da, man geht auf normalem Niveau, die Wadenmuskulatur wird richtig beansprucht und auch die sonstige Muskulatur wird trainiert, wo z.B. Sportschuhe einem oft die Arbeit abnehmen. Ich sehe aber in der Großstadt das Problem, wo man das überhaupt noch machen kann. Dämpfungselemente in Schuhen dienen schließlich auch der Kompensation, wenn man, wie in der Stadt kaum vermeidbar, auf hartem Boden läuft. Wie hilfreich diese Dämpfungseigenschaften allerdings wirklich sind, da ist die Fachwelt inzwischen auch geteilter Meinung.
Wenn man über eine Wiese, den Waldboden oder am Strand barfuß läuft, ist es jedenfalls eine wunderbare Geschichte. Und die damit auch verbundene Freiheit für die Zehen, die man beschuht praktisch nie so hat wie ohne Schuhe, genießen auch einige unserer Kunden in ihrer Freizeit gern.

III. Von der Sohle bis zum Scheitel – Positive Auswirkungen des Barfußlaufens

„Es gibt keinen Grund, nicht *barfuß zu laufen."*
(Dr. med. Thorsten Rarreck)

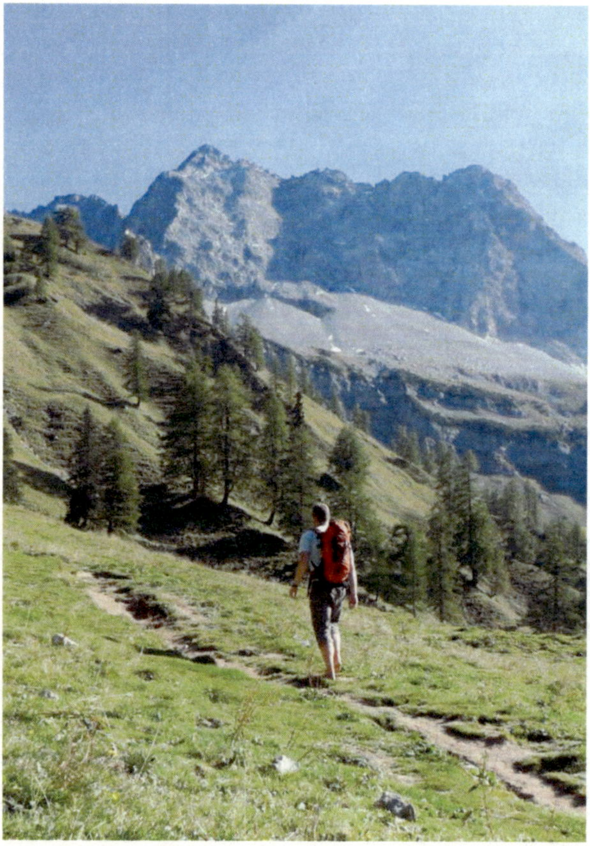

III.1. Wirkung auf den Körper

III.1.1. Stärkung der Sehnen und Muskeln im Fuß

Das zweite Kapitel hat gezeigt, dass die Ruhigstellung des Fußes durch den Schuh ein Verkümmern der Muskeln, Sehnen und Bänder zur Folge hat. Es gilt, was für den ganzen Organismus zutrifft: Schonung bedeutet Abbau und Funktionsverlust.
Wer seine Schuhe auszieht und barfuß möglichst über einen natürlichen Untergrund läuft, ermöglicht den Füßen wieder gesundes Abrollen und ihre natürlichen Bewegungsabläufe, bei denen sämtliche Muskulatur, die in Schuhen brachliegt, wieder beansprucht wird. Die Sehnen werden gespannt und die Bänder gedehnt. Die Beweglichkeit verbessert sich und die Muskulatur wird gekräftigt, auch, weil man barfuß auf jede Unebenheit mit Ausgleichsbewegungen reagieren muss.
Immer mehr Orthopäden und Physiotherapeuten empfehlen ihren Patienten daher, barfuß gymnastische Übungen durchzuführen oder sich schlicht mit häufigem Barfußgehen etwas Gutes zu tun, denn auch bei bereits vorhandenen Fußfehlstellungen lässt sich durch eine Kräftigung der Muskulatur noch Besserung erzielen und das Fußgewölbe stärken.
Einlagen, die zum Ausgleich von Fehlstellungen verschrieben werden, helfen, in akuten Phasen Schmerzen zu beseitigen und den Fuß künstlich in die richtige Position zu bringen. Sie lösen das Problem aber nicht, da sie ihn weiter ruhigstellen. Gänzlich verzichten können Personen, die etwa im Beruf lange unbeweglich stehen müssen, auf Einlagen zwar nicht, da sie diese Unterstützung des Fußes dann einfach benötigen, doch auch in solchen Fällen ist Barfußlaufen in der Freizeit eine wohltuende Ergänzung.

III.1.2. Fußreflexzonenmassage

Jedes Mal, wenn wir baren Fußes über verschiedene Untergründe laufen, erhalten wir im Grunde eine kostenlose Fußreflexzonenmassage. Beim Gehen über Unebenheiten wie Wurzeln und Steine wird Druck auf die verschiedensten Stellen der Fußsohle ausgeübt. Nichts anderes geschieht auch bei der Fußreflexzonenmassage. Durch den Druck werden

Akkupressurpunkte stimuliert, die einer Fußreflexzonentabelle zu entnehmen sind. Dabei wird angenommen, dass jede Zone ein bestimmtes Organ oder Körperteil repräsentiert, auf das man durch deren gezielte Reizung indirekt Einfluss nehmen kann. Der durch die Massage allgemein verbesserten Durchblutung wird zudem ein regenerativer Aspekt zugesprochen.
Es handelt sich hierbei um ein alternativmedizinisches Behandlungsverfahren, dessen Anwender davon überzeugt sind, dass sich die Gesundheit damit fördern oder wiederherstellen lässt und dass es insbesondere physiotherapeutische Anwendungen gut ergänzt. Studien konnten die Wirksamkeit der Fußreflexzonenmassage allerdings noch nicht eindeutig belegen.
Fest steht jedoch, dass das subjektive Wohlbefinden dadurch gesteigert wird, weshalb sie auch im Wellness-Bereich sehr beliebt ist. Jeder, der schon einmal eine solche oder auch eine ganz normale Fußmassage genossen hat, weiß um deren gleichzeitig entspannende und belebende Wirkung.
Barfußlaufen ist also ein kostenloses Wellness-Programm für die Füße, das man sich jederzeit gönnen kann.

III.1.3. Kräftigung und Entlastung des gesamten Bewegungsapparats

Unser Stütz- und Bewegungsapparat ist dafür zuständig, dass unser Körper in einer bestimmten Form bleibt und trotzdem zielgerichtet bewegt werden kann. Jede Bewegung unseres Körpers erfordert dabei umgehend ein Ausbalancieren des Gleichgewichts durch die Fußsohlen. Sind diese eingeschränkt, sind es somit auch die jeweils dazugehörigen Funktionen im restlichen Körper.
Schaut man sich etwa das unnatürliche Abrollverhalten des Fußes in Schuhen mit schon einem nur kleinen Absatz an und den dadurch oftmals praktizierten Fersenauftritt, so wird dadurch das Knie in der Folge wesentlich höheren Belastungen ausgesetzt (auf eine entsprechende Studie in Harvard von Professor Daniel Lieberman wird im siebten Kapitel noch näherer Bezug genommen werden). Die Körperstatik ist davon ebenfalls betroffen. Das Körpergewicht verteilt sich nicht mehr gleichmäßig über die Dreipunktauflage, sondern lastet auf dem Ballen.

Dies führt zu einer unnatürlichen Verschiebung des Beckens nach vorn und es entsteht zudem ein Druck auf die Bandscheiben. Es folgt eine Kettenreaktion weiterer Anpassungen des Körpers, um diesen Druck zu senken, was jedoch auf Kosten der aufrechten Körperhaltung geht. Verspannungen und verflachte Atmung sind die Folge. Langfristig gesehen kann es auch zu Schäden an der Wirbelsäule kommen.
Wer barfuß läuft, fördert Gleichgewicht und Koordination und gibt sich die Chance, wieder zu einem natürlichen Gang zurückzufinden, Schwachstellen zu stärken und somit den gesamten Bewegungsapparat zu entlasten und zu kräftigen. Alle Dauerbarfüßer, mit denen ich für dieses Buch gesprochen habe, berichten von gemilderten oder gar ganz beseitigten Knie- oder Rückenproblemen, nachdem sie angefangen hatten, immer häufiger die Schuhe wegzulassen.

III.1.4. Blutkreislauf

Als Mensch besitzen wir einen geschlossenen Blutkreislauf, was bedeutet, dass Herz und Blutgefäße ein System bilden, bei dem das Blut durch ein geschlossenes Netz aus Blutgefäßen fließt und alle Organe erreicht. Arterien transportieren dabei das sauerstoffreiche Blut vom Herzen weg, Venen führen das sauerstoffarme Blut wieder zum Herzen hin.
Enges Schuhwerk verschlechtert die Durchblutung, und hinzu kommt, dass durch die Ruhigstellung ein Teil der Muskulatur, die partiell auch bis in den Unterschenkel führt, gar nicht oder kaum aktiv ist. Aktivität jedoch bedeutet auch eine gesteigerte Durchblutung und somit bessere Nährstoffversorgung an den entsprechenden Stellen des Körpers.
Auch hier zeigt sich ein Vorteil des Barfußlaufens. Die Stimulation der Fußsohle durch den mal warmen, mal kalten und unebenen Untergrund sowie die Tätigkeit der Fuß- und Unterschenkelmuskeln ermöglichen eine Durchblutung, wie sie sein sollte. Die meisten Dauerbarfüßer kennen daher auch das Problem kalter Füße nicht.
Der venöse Rückstrom des Blutes durch die Venen wird ebenfalls erleichtert, denn die natürliche Abrollbewegung lässt die Wadenmuskulatur als Pumpe zum Herzen fungieren; die Tätigkeit der Venenklappen wird unterstützt. Auf diese Weise können auch Venenleiden verhindert oder entsprechende Beschwerden gemindert werden.
Berichtet wird auch, dass bei regelmäßigem Barfußlaufen oftmals der

Blutdruck in die richtige Richtung reguliert wird, oder dass Kopfschmerzen, die häufig auch auf Durchblutungsstörungen zurückzuführen sind, verschwinden.

III.1.5. Immunsystem

Viele Menschen glauben, dass man vom Barfußlaufen eine Erkältung oder eine Blasenentzündung bekommen könne. Natürlich hat das Weglassen der Schuhe jedoch primär nichts mit einer gesteigerten Anfälligkeit für Viren oder Bakterien zu tun. Hinter diesen Befürchtungen steckt in der Regel die Annahme, schon moderate Kälte könne dem Körper schaden und er müsse daher, ähnlich wie die Füße durch die Schuhe, überhütet werden. Doch auch hier ist das Gegenteil der Fall, denn unser Immunsystem funktioniert nach einem anderen Prinzip.

Unser biologisches Abwehrsystem gegen Bakterien, Viren, Pilze und Parasiten ist nämlich gerade dann besonders leistungsfähig, wenn es ständig gefordert wird. So kann das Immunsystem beispielsweise einen Erreger, mit dem es bereits einmal Kontakt hatte, wiedererkennen und effizienter abwehren. Übertriebene Reinlichkeit erweist sich daher auch als kontraproduktiv.

Ähnlich verhält es sich auch mit dem Vermeiden größerer Temperaturschwankungen. Ganz im Gegenteil wird zur Stärkung der Abwehrkräfte neben regelmäßiger Bewegung (insbesondere Ausdauersport) und der Vermeidung von Stress vor allem regelmäßige Abhärtung empfohlen. Diese wiederum wird genau dadurch erreicht, dass der Körper kurzzeitig besonders hohen oder niedrigen Temperaturen ausgesetzt wird. Erzielt werden kann das zum Beispiel durch Saunagänge oder Kneippsche Güsse. Dabei gilt das Prinzip *So viel Wärme wie nötig, so viel Kälte wie möglich.*

Sebastian Anton Kneipp entdeckte die Wirksamkeit dieser so genannten Wasserkur zuerst an sich selbst, als er sich nach mehrmaligem Baden in der eiskalten Donau von Tuberkulose geheilt fand.

Heute gibt es zahlreiche Kneippkurorte, an denen die nach dem Pfarrer benannte Therapie durchgeführt wird. Wassertreten oder kalte und heiße Güsse können aber in bescheidenerem Rahmen auch problemlos von jedermann zu Hause durchgeführt werden. Die Wärme- und Kältereize sprechen das vegetative Nervensystem an und aktivieren zudem das

Immunsystem. Ziel ist es dabei, den Wärmehaushalt des Körpers wieder zu regulieren und den Organismus abzuhärten, sprich widerstandsfähiger zu machen.
Es ist sicher kein Zufall, dass sich schon im Vorwort von Claudia Küng das folgende Zitat von Pfarrer Kneipp findet: „Der Anfang zur Abhärtung bleibt immer das Barfußgehen. Es gewöhnt unsere Natur (den Körper) am meisten an die Erde. Dabei wird das Blut nach unten geleitet, der Blutumlauf geregelt und die Füße gekräftigt."
Mit dem Barfußlaufen lässt sich nämlich auch ohne ins Wasser zu steigen ebenfalls ein Kneipp-Effekt erzielen. Nicht nur um die Durchblutung geht es dabei, sondern auch darum, dass der Barfüßer in der Natur völlig unterschiedlichen Temperatureinflüssen ausgesetzt ist. Ein Gang durch den Schnee oder über die vom Morgentau feuchte Wiese erzielt das gleiche Ergebnis wie das Wassertreten. Auch erlebt man mit baren Füßen natürlich die unterschiedlichen Wärmegrade des Bodens je nach Beschaffenheit und Sonneneinstrahlung hautnah.
Wieder eine Möglichkeit, sich mit einfachen Mitteln und ohne großen Aufwand etwas Gutes zu tun und die Abwehrkräfte zu stärken. Viele Barfüßer kennen Erkältungen nur noch vom Hörensagen.

III.1.6 Earthing

Menschen, die häufig barfuß in der Natur unterwegs sind, berichten oft, dass sie sich dadurch geerdeter fühlen. Ein Wort, das meint, dass der direkte Kontakt mit der Erde Bodenhaftung herzustellen vermag und ein Gefühl des in sich Ruhens und der Zugehörigkeit zu einem größeren Ganzen erzeugt.
Der Begriff *Earthing* meint allerdings etwas anderes. Es handelt sich dabei um ein vor noch nicht allzu langer Zeit entdecktes Phänomen, das einen weiteren sehr positiven Aspekt des Barfußlaufens beschreibt. 2011 stellte der Entdecker Clinton Ober es zusammen mit seinen Co-Autoren Dr. Stephen Sinatra und Martin Zucker in dem Buch *Earthing – Heilendes Erden* vor.
Darin wird beschrieben, dass direkter Hautkontakt zum Erdboden dazu in der Lage ist, den elektrischen Grundzustand unseres Körpers wiederherzustellen. Dieser natürliche Zustand wird in der industriealisierten Welt regelmäßig bis stetig aus dem Gleichgewicht gebracht, zum Bei-

spiel durch die Vielzahl elektrischer Geräte, von denen wir umgeben sind, durch andere elektromagnetische Felder oder durch das Aufhalten in geschlossenen Räumen. Elektrische Ladungen, die wir über Elektrosmog und andere elektrische Felder aufgenommen haben, werden im Kontakt mit der Erde unmittelbar abgeleitet.

Unsere Vorfahren sind barfuß über die Erde gelaufen, haben auf ihr gesessen, gestanden oder geschlafen und ohne, dass sie sich ihrer bioelektrischen Eigenschaften bewusst waren, wurde ihr Organismus durch diesen Kontakt mit den an der Erdoberfläche zahlreich vorhandenen negativ geladenen freien Elektronen durchflutet. Das elektrische Energieniveau des Körpers wurde dabei dem der Erdoberfläche angeglichen.

Hintergrund dessen ist, dass sowohl die Erde als auch unser Körper überwiegend aus Wasser und Mineralien bestehen, so dass sie hervorragende elektrische Leiter sind. Zwischen Mensch und Erde bestand also seit jeher eine elektrische beziehungsweise energetische Verbindung.

Die uns in der Zivilisation fehlende Erdung postulieren die Autoren inzwischen als mögliche Ursache vieler Zivilisationskrankheiten und sehen eine regelmäßige Erdung von mindestens dreißig Minuten am Tag als Abhilfe bei vielen gesundheitlichen Problemen an.

Alles begann, als Clinton Ober nach einer schweren Erkrankung sein altes Leben komplett hinter sich ließ und schließlich zufällig die Effekte des Erdens am eigenen Leib entdeckte. Nachdem er zunächst diverse Selbstexperimente durchgeführt hatte, suchte er sich Mitstreiter, um das Phänomen wirkungsvoll und aussagekräftig erforschen zu können.

Im Buch demonstrieren die Autoren in mehr als 50 Fallbeispielen nun die Ergebnisse ihrer bisherigen Studien und die Wirkung des Erdens. Die Auswertung von subjektiven Patienteneindrücken bezüglich ihres Wohlbefindens und die Begutachtung von Infrarotbildern, die Entzündungsvorgänge im Körper sichtbar machen können – vor und nach einiger Zeit des Erdens – legen den Schluss nahe, dass es sich sehr positiv auf zahlreiche Beschwerden auswirkt.

Die Untersuchungen deuten darauf hin, dass es die Symptome entzündungsbedingter Krankheiten lindert oder beseitigt, chronische Schmerzen verringert, den Schlaf verbessert, das Energieniveau erhöht, die Wundheilung und die Regeneration nach intensiver sportlicher Betätigung beschleunigt und den Körper vor Elektrosmog schützt. Zudem scheint es die Körperrhythmen wie das Herzkreislaufsystem, die Atmung, den Verdauungstrakt und das Immunsystem zu regulieren.

Diese erstaunlichen Ergebnisse sollen nun in weiteren und größeren

Studien überprüft werden. Die Autoren sind jedoch aufgrund ihrer bisherigen Erfahrungen schon überzeugt, dass ihre Beobachtungen sich verifizieren lassen werden. Inzwischen kann man sogar bereits leitfähige Armbänder oder auch Unterlagen für die Füße oder das Bett kaufen, die an die Steckdose angeschlossen werden können für diejenigen, denen das Barfußlaufen in der Natur nicht in der nötigen Intensität möglich ist. Das mutet dann schon sehr technisch an, und wer es kann, der sollte die Möglichkeit des baren Fußkontaktes mit dem Erdboden bevorzugen.
Denn ob das *Earthing* nun tatsächlich bei jedem Menschen die beobachteten Ergebnisse erzielen kann oder nicht – der direkte Kontakt zur Natur allein tut schon einiges, um das Wohlbefinden zu steigern. Damit befasst sich der zweite Teil des dritten Kapitels noch genauer. Zuvor spricht Dr. med. Thorsten Rarreck im Interview über die Gründe, warum er seinen Patienten häufiges Barfußlaufen empfiehlt.

III.1.7. „Es gibt keinen Grund, *nicht* barfuß zu laufen." – Ein Interview mit Dr. med. Thorsten Rarreck

Dr. med. Thorsten Rarreck ist Facharzt für Orthopädie, Sportmedizin, Chirotherapie, Physikalische Therapie, Naturheilverfahren, Akupunktur und Diplom-Kneipparzt. Als Vereinsarzt betreut er außerdem die Spieler des FC Schalke 04.

www.dr-rarreck.de

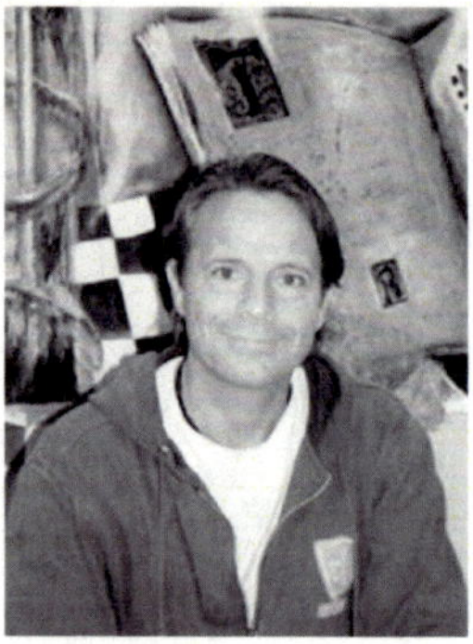

K. K.: Dr. Rarreck, viele Menschen würden gern öfter die Schuhe weglassen, weil es schlicht ein schönes Gefühl ist, haben aber mit erlernten Vorurteilen und sogar Ängsten diesbezüglich zu kämpfen. Für sie wäre es sicherlich wichtig zu wissen: Warum sollte man überhaupt barfuß laufen? Welche positiven Auswirkungen auf die Gesundheit kann es haben?

T. R.: Nun, die Frage müsste eher lauten: Warum sollten wir denn nicht barfuß laufen? Professor Lieberman von der Harvard Universität hat mit seinen Forschungen und Studien bestätigt, was ganz logisch ist, wenn man die Entwicklungsgeschichte des Menschen betrachtet: Dass barfüßige Bewegung die evolutionär vorgesehene und für den Körper schonendste ist. Der Vorderfußgang, den man ohne Schuhe automatisch anwendet, sorgt zum Beispiel für eine natürliche Dämpfung. Dass der Mensch inzwischen permanent Schuhe trägt, ist das Ergebnis einer Entwicklung der letzten einhundert Jahre, und noch vor fünfzig Jahren war insbesondere die arme Landbevölkerung überwiegend barfuß unterwegs

– und damit fußgesünder als wir heute.
Es gibt keinen Grund, *nicht* barfuß zu laufen. Ich empfehle meinen Patienten, es so oft wie möglich zu tun, denn gesundheitlich betrachtet hat es nur Vorteile. Es stärkt die Fußmuskeln und Sehnen, das arterielle und venöse System, verbessert Körperhaltung und Koordination. Und wie schon Pfarrer Kneipp wusste, regt es das Immunsystem an. Aber auch psychologisch betrachtet hat es Vorteile. Es entspannt und baut Stress ab, oftmals wird auch Schlaf besser und tiefer.

K. K.: Was sollte man beachten, wenn man häufiger ohne Schuhe unterwegs sein möchte?

T. R.: Ein wirksamer Tetanusschutz sollte vorhanden sein, denn zu kleineren Verletzungen an der Fußsohle kann es immer kommen. Das ist auch ein wichtiger Punkt, Diabetiker und Gefäßerkrankte betreffend. Bei ihnen ist oftmals das Empfinden in den Füßen beeinträchtigt, und wenn kleine Verletzungen unbemerkt bleiben, kann das schwere Folgen haben. Betroffene sollten daher vorsichtshalber mit ihrem Arzt sprechen. Gegen Barfüßigkeit an sich spricht auch bei ihnen nichts, sie sollten aber auf eine geschützte, gut abschätzbare Umgebung für das Barfußlaufen achten.

K. K.: Warum ist es wichtig, es langsam anzugehen, wenn man viele Jahre lang nur in Schuhen unterwegs war?

T. R.: Unsere Füße sind durch Schuhe regelrecht verweichlicht und die Muskulatur ist schwach. Natürlich kommt es auf den Allgemeinzustand des Menschen an. Wer schon gut trainierte Füße hat und bereits viel barfuß unterwegs ist, wird bei einer Steigerung dessen keine Probleme haben. Aber gerade bei Patienten mit schlechter Konstitution ist es wichtig, mit wenigen Minuten anzufangen und zusätzlich Fußgymnastik zu machen. Wer barfuß joggen möchte, muss besonders geduldig sein, um keine Überlastung zu riskieren, wenn er seinen Laufstil umstellt. Die bisher kaum genutzte Muskulatur im Fuß lässt sich zwar recht schnell aufbauen, doch wenn es zu Einrissen im wenig durchbluteten Sehnengewebe des Fußes kommt, kann das monatelang Schmerzen bereiten.
Auch Kälte kann am Anfang ein Problem sein. Mit der Zeit entwickelt man jedoch eine Kältetoleranz und natürlich eine dickere Fußsohle.

K. K.: Viele Menschen berichten, sich nach einer Barfußeinheit, z.B. einem Spaziergang, erholter, erfrischter und entspannter zu fühlen als wenn sie mit Schuhen unterwegs sind. Wie lässt sich dies erklären?

T.R.: Einmal natürlich mit dem physiologischen Aspekt. Barfußlaufen auf verschiedenen Untergründen ist nichts anderes als eine Variante des Kneippens, die Durchblutung verbessert sich, man fühlt sich frisch. Zudem erhält man beim Barfußlaufen in der Natur eine permanente Fußreflexzonenmassage. Aber auch der psychologische Aspekt spielt eine große Rolle. Barfuß ist man achtsamer für seine Umgebung, lässt stressige Gedanken eher los und entspannt. Viele Menschen fühlen sich auch regelrecht geerdet, wenn sie wieder den Boden unter den Füßen spüren, und verbundener mit den Dingen um sie herum.

K. K.: Barfußeinheiten werden auch immer wieder beim Training in diversen Sportarten, etwa dem Fußball, eingelegt. Auch in verschiedenen Therapien bzw. in der Rehabilitation werden sie gezielt eingesetzt. Worin bestehen hierbei die Vorteile für die Sportler bzw. die Patienten?

T. R.: Fußball ist ein Sport, in dem man Schuhe tragen muss, und durch die Stollen ist dabei kein Bodenkontakt gegeben und der Schuh zudem sehr fest. Als Vereinsarzt bei Schalke 04 lassen ich bzw. das Betreuerteam die Sportler nach dem Training daher noch barfuß auslaufen. Bei einer solchen Laufeinheit wird wieder Propriozeption möglich und die Sensomotorik auf ganz natürlichem Wege geschult. So ein Abschluss des Trainings hat mit all seinen Begleiterscheinungen wie der Fußreflexzonenmassage zudem auch bereits einen regenerativen Aspekt.
In der Rehabilitation kommen alle generellen Vorteile des Barfußlaufens noch stärker zum Tragen. Geschwächte Muskulatur wird wieder aufgebaut und über die Propriozeption bessert sich barfuß die Koordination schneller, ein neues Körperbewusstsein baut sich auf. Auch hier ist es wichtig, richtig zu dosieren und die Dauer der Übungen auf den Patienten abzustimmen, um ihn nicht zu überfordern und den maximalen therapeutischen Erfolg zu erzielen.

K. K.: Viele Menschen möchten zwar gern so oft wie möglich barfuß unterwegs sein, haben aber Furcht vor Verletzungen usw. Inzwischen bieten diverse Hersteller Minimalschuhe an. Sind diese Schuhe aus

Ihrer Sicht eine Alternative?

T.R.: Unbedingt. Sie engen den Fuß nicht ein und ermöglichen durch die dünne Sohle immer noch Propriozeption. Gerade bei Laufschuhen sollte man, schaut man sich die Ergebnisse der Lieberman-Studie an, darauf achten, dass sie eine möglichst flache Sohle ohne Sprengung haben, und das ist bei Minimalschuhen gegeben.

K. K.: Zum Schluss eine persönliche Frage: Welches sind Situationen, in denen Sie auf Schuhwerk verzichten?

T. R.: Zu Hause und im eigenen Garten tue ich das grundsätzlich. Im Beruf ist das nicht immer möglich, im Urlaub koste ich es aber voll aus. Leichte Schuhe habe ich dann aber doch meist dabei, falls ich auf unwegsame Untergründe wie Schotter treffe. Barfuß auch längere Strecken zu joggen steht noch auf der Liste dessen, was ich demnächst ausprobieren möchte.

III.2. Wirkung auf Geist und Seele

„Ich stehe jetzt auch innerlich aufrechter." (Manfred Gleditsch)

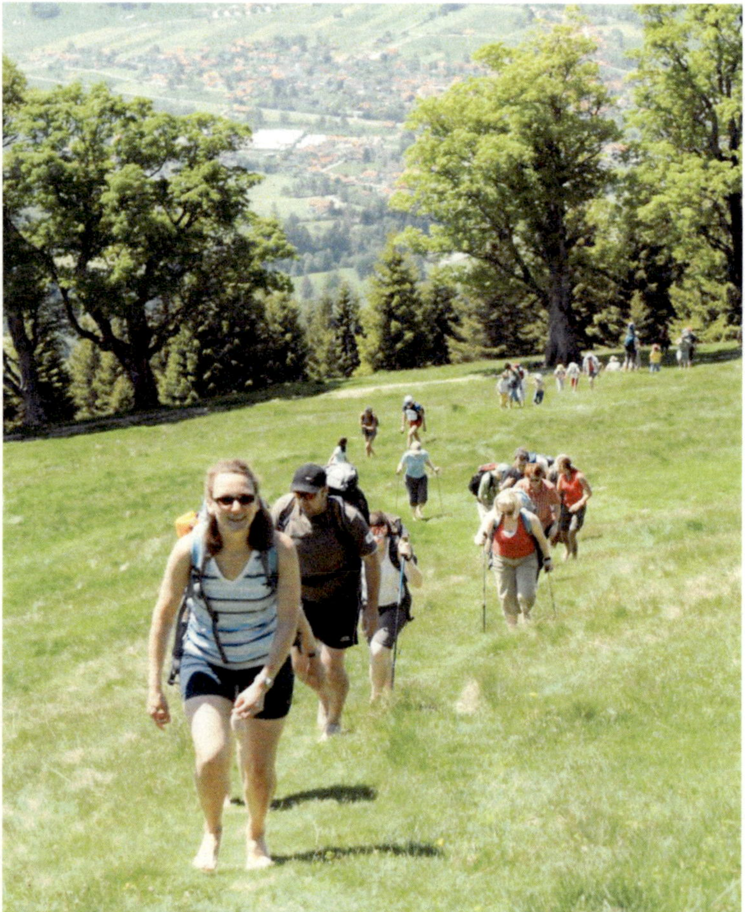

III.2.1. Über das Zusammenspiel von Psyche und Soma

Dass zwischen Körper und Geist eine Verbindung besteht und sie sich wechselseitig beeinflussen, wussten schon die alten Ägypter und Griechen. Der Philosoph, Mathematiker und Naturwissenschaftler René Descartes kam jedoch im 17. Jahrhundert zu der Auffassung, dass Geist und Materie zwei voneinander getrennte Systeme seien. Der so genannte Cartesianische Dualismus prägte danach lange Zeit die Medizin. Inzwischen hat die moderne Biologie bewiesen, dass die Geist-Körper-Verbindung tatsächlich existiert.

Professor Bernd Heinrich schreibt dazu in seinem Buch *Laufen*: „Der Geist ist die vermittelnde Instanz zwischen sensorischem Input und physiologischem Output." Danach nennt er drei Beispiele aus der Tierwelt und schreibt weiter: „In allen drei Fällen erregen oder aktivieren die sensorischen Reize das Gehirn, das daraufhin über eine ganze Kette von Hormonreaktionen auf den Körper einwirkt. Wir Menschen haben die gleiche Geist-Hormon-Achse und sind zusätzlich mit Bewusstsein ausgestattet, das manchmal nur sehr wenig Input braucht, um das Gehirn zu reizen. Wir können jeden Input mit dem Vergrößerungsglas unseres Geistes verstärken."

Gewährleistet wird dies durch Neurotransmitter. Das sind Botenstoffe, die Informationen über die Kontaktstellen der Synapsen von einer Nervenzelle zur anderen weitergeben. Nachdem man zunächst angenommen hatte, dass sie nur im Nervensystem vorkommen, stellte man 1982 fest, dass sie auch im Immunsystem vorhanden sind. Das war die Geburtsstunde der Psychoneuroimmunologie. 1986 schließlich wurden Neurotransmitter im ganzen Körper nachgewiesen, und seit 1990 steht fest, dass sie tatsächlich sogar in jeder einzelnen Zelle des Körpers zu finden sind.

Prof. Dr. Wildor Hollmann vom Institut für Kreislaufforschung und Sportmedizin an der Deutschen Sporthochschule Köln belegte, dass unsere Gedanken- und Bewegungswelt nicht nur vorhandene Neuronen und Synapsen beeinflussen, sondern dass dies letztlich makroskopische und mikroskopische Neumodulierungen zur Folge hat.

Die Verbindung zwischen Körper und Geist beziehungsweise Seele ist dabei wechselseitig. Geht es unserem Körper schlecht, wirkt sich das auch auf die Psyche aus. Nicht verwunderlich ist es daher, dass eine Depression häufig als „Nebenwirkung" einer physischen Erkrankung auftritt.

Andersherum bedeutet es, dass unsere unbewussten Einstellungen sowie unsere bewussten Gedanken positiv und negativ auf unseren Körper Einfluss nehmen können. Bekannt ist etwa, dass Angst und Stress das Immunsystem schwächen, starker Stress reduziert außerdem die Sauerstoffversorgung des Blutes, was unter anderem eine stärkere Entzündungsneigung der Gelenke und eine gesteigerte Infektionsgefahr der Lunge zur Folge haben kann.
Diese Liste ließe sich noch um viele Punkte ergänzen, wichtig ist aber vor allem, zu erkennen, dass man das Wissen um die Verbindung zwischen Körper und Geist ebenfalls nutzen kann, um sich selbst als ganzheitlichem Menschen etwas Gutes zu tun. Bestehende Muster, die negative Auswirkungen haben, lassen sich aufbrechen und zum Positiven verändern, und auf viele körperliche Beschwerden lässt sich günstig einwirken, indem man schlicht Dinge tut, die das eigene Wohlbefinden erhöhen.

III.2.2. Stressabbau

Stress wird durch innere und äußere Reize hervorgerufen und ist evolutionsbiologisch betrachtet eine sinnvolle Reaktion des Körpers, die unsere Vorfahren bei Gefahr auf eine Kampf- oder Fluchtreaktion vorbereitete. Die Muskeln spannen sich, Puls, Blutdruck und Atemfrequenz steigen, und die Sinne sind geschärft. Ausgeschüttete Stresshormone ermöglichen eine blitzschnelle Reaktion.
Während unsere Ahnen sich häufig real lebensbedrohlichen Situationen gegenübersahen, die eine solche Reaktion ohne viel Überlegen erforderlich machten, ist der moderne Mensch zu einem tatsächlichen Kampf- oder Fluchtverhalten nur selten genötigt. Die Stressreaktion ist aber immer noch die gleiche, nur läuft sie oftmals ins Leere. Die dabei freigesetzte Energie kann nicht völlig abgebaut werden, ein innerer Druck bleibt bestehen.
Natürlich ist Stress auch heutzutage nicht per se als negativ zu bewerten, schließlich erhöht er unsere Leistungsfähigkeit und hilft uns, Aufgaben erfolgreich zu bestehen. Ein schwieriges Problem, das wir lösen müssen und dessen Bewältigung wir uns zutrauen, kann somit als positiver Stress (Eustress) bezeichnet werden, der in Vorbereitung der Lösung dann gleichsam bereits wieder abgebaut wird und in einem Erfolgser-

lebnis mündet.
Wird Stress aber zum Dauerzustand, also chronisch, und findet sich kein Ausgleich dafür, wirkt er sich negativ auf den gesamten Organismus aus und macht krank (Dysstress). Die Daueranspannung kann unter anderem zu erhöhtem Blutdruck, Magendarm-Problemen, Schlafstörungen und Rückenproblemen führen. Wie weiter oben schon angemerkt, wird auch das Immunsystem geschwächt. Es droht ein chronischer Erschöpfungszustand – der Burnout.
Dieser ist inzwischen schon zur Volkskrankheit geworden. Die Fehlzeiten wegen psychischer Erkrankungen allgemein sind, wie die AOK ermittelte, seit 1999 um fast 80 Prozent gestiegen und machen damit knapp zehn Prozent aller Ausfalltage aus.
Die Gründe dafür sind vielgestaltig. Die Pluralisierung der Lebensformen und die Individualisierung der Gesellschaft hat das Leben nicht leichter gemacht. Der moderne Mensch hat keinen von Beginn an vorgezeichneten klaren Lebensweg mehr vor sich. Schon als Schüler steht er vor einer Vielzahl lebensentscheidender Möglichkeiten, ohne abschätzen zu können, was das Richtige ist, und das ändert sich auch im späteren Alter nicht. Der Segen der relativen Wahlfreiheit ist auch mit viel Verantwortung verbunden, die manch eine Schulter nicht tragen kann.
Zukunfts- und Versagensangst, Zeit-, Termin- und sonstiger Druck, Mobbing, Schulden, soziale Isolation und Konflikte in der Beziehung werden dabei insgesamt als besonders belastend empfunden. Irgendwann tritt Überforderung ein, man kann negative Gedanken nicht mehr loslassen und alle Kraft ist verbraucht.
Um es nicht zu einem Burnout, Depressionen und Angstzuständen kommen zu lassen, sollte man dem Stress frühzeitig entgegensteuern. Neben der Anwendung von Entspannungsmethoden zum Abschalten ist auch sportliche Betätigung, bei der der Druck abgebaut werden kann, ein gutes Mittel.
Das Barfußlaufen bietet hier eine schöne und wirksame Kombination aus beidem. Spaziergänge im Grünen, abseits vom Grau der Stadt und dem Verkehrslärm haben grundsätzlich und auch beschuht schon eine entspannende und entstressende Wirkung, aber wer sich schon in seinen Gedankenspiralen verfangen hat, wird so leicht nicht wieder herausfinden. Beim Barfußlaufen jedoch ist es notwendig, genauer auf seine Umgebung zu achten und zu schauen, wohin man tritt. Barfußwanderer berichten, dass sie die Sorgen des Tages schon nach wenigen Minuten

hinter sich lassen. Die Aufmerksamkeit wird auf den Weg und das Gehen gelenkt, man ist langsamer unterwegs und vollkommen im Hier und Jetzt, die Gedanken an Vergangenes oder Zukünftiges verschwinden.
Hinzu kommt natürlich die Tatsache, dass das Barfußlaufen großen Spaß macht, erfrischt und oft auch positiv mit der Kindheit verknüpft wird, so dass die psychische Befindlichkeit sich verbessert.
Dr. Lorenz Kerscher, der in diesem Buch porträtiert wird, sieht den Grund für die gesteigerte Lebensfreude durch Barfüßigkeit auch darin, dass dem Körper damit „Richtigkeit" signalisiert wird. Über die nackte Fußsohle wird wieder eine Vielzahl von sensorischen Reizen aufgenommen und an das Gehirn weitergeleitet – so, wie es Jahrmillionen lang in unserer Entwicklungsgeschichte völlig normal war. Nicht ohne Grund ist der Bereich im sensorischen Cortex unseres Gehirns, der für die Verarbeitung der Sinneswahrnehmungen unserer Fußsohlen und Zehen zuständig ist, sehr groß.
Denken wir an den Zusammenhang von Körper und Geist zurück, so ist es dann nicht verwunderlich, dass das Gehirn in der Folge Hormone ausschüttet, die unsere Stimmung heben.

III.2.3. Naturverbundenheit

Als Städter verbringen wir den Großteil unseres Tages in geschlossenen Räumen, bei künstlichem Licht und umgeben von einer Vielzahl unnatürlicher Geräusche. Auch im Freien bewegen wir uns meist über Untergründe wie Asphalt oder Beton, unsere Kleidung ist aus synthetischen Materialien und unsere Nahrung angereichert mit künstlichen Inhaltsstoffen. Wir befinden uns in einem Zustand dauerhafter Entfremdung von unserer tierischen Natur und unserer natürlichen Umgebung.
Kaum noch kennen wir uns aus mit Tieren oder Pflanzen; das Beispiel der Stadtkinder, die glauben, Kühe seien lila, ist inzwischen allseits bekannt. So machen wir uns auch kaum Gedanken, wo die Mehrheit unseres Obsts, unseres Gemüses und unseres Fleisches herkommt oder wo unser Müll landet. Vielleicht verdrängen wir es auch, weil wir insgeheim wissen, dass die Wahrheit keine schöne ist.
Wenn wir uns mit Schuhen in der Natur bewegen, sehen wir deren Schönheit immerhin, aber begreifen wir sie auch, wenn wir immer noch durch eine dicke Sohle von ihr getrennt sind? Gehen wir barfuß, sind

wir durch den Fußsohlenkontakt wirklich direkt mit ihr verbunden und spüren sie bei jedem Schritt. Wir nehmen Temperaturschwankungen und unterschiedliche Bodenbeschaffenheiten wahr und reagieren unmittelbar darauf. Wir setzen unsere Schritte bedachter und achten mehr als beschuht darauf, Blumen oder Tierchen nicht zu zertreten. Unwegsam bewachsener Untergrund hindert uns, empfindliche Ökosysteme einfach niederzutrampeln. Das führt auch im Alltag zu einem größeren Verantwortungsbewusstsein gegenüber unserer Umwelt.
Viele Barfüßer fühlen sich wieder mehr als Teil der Natur, empfinden ein wohltuendes Zugehörigkeitsgefühl zu einem großen Ganzen. Die empfundene Freiheit und Zufriedenheit ist dabei ein Zustand, der für unsere Vorfahren normal und alltäglich war.

III.2.4. Achtsamkeit

Das Barfußlaufen fördert einerseits die Konzentration, also die Fokussierung auf eine einzige Tätigkeit, hier das Gehen, die gerade für den Barfußneuling zu Beginn anstrengend sein kann.
Nach einiger Zeit der Übung, Erfahrung und Routine entwickelt man jedoch fast so etwas wie einen sechsten Sinn beziehungsweise „scannt" die Umgebung rasch und sicher weitläufig auf möglicherweise problematische Areale ab. Sodann wird der Geist andererseits auch offen für die Entwicklung von Achtsamkeit.
Unter dem Begriff stellt man sich dem allgemeinen Sprachgebrauch entsprechend sicherlich zunächst einmal einen verantwortungsvolleren Umgang mit seiner Umwelt vor, mehr Vor- und Umsicht. Das ist, wie schon beim Punkt der Naturverbundenheit angesprochen, auch richtig. Achtsamkeit meint aber auch eine Öffnung der Wahrnehmung über die eingefahrenen Grenzen hinaus, also eine Aufmerksamkeits- oder sogar Bewusstseinserweiterung. Als Barfüßer nimmt man plötzlich Dinge wahr, die einem zuvor nie aufgefallen sind, und beim entspannten Laufen durch die Natur kann auch manch gedanklicher Prozess in Gang kommen, mit dem man so nicht gerechnet hätte.
Jon Kabat-Zinn, Professor Emeritus für Medizin und Gründer der Stress Reduction Clinic, grenzt die Begriffe Konzentration und Achtsamkeit in seinem Buch *Im Alltag Ruhe finden* wie folgt voneinander ab: „Für sich allein ähnelt sie (die Konzentration) einem Sich-Zurückziehen aus der

Welt. Ihre charakteristische Energie ist eher verschlossen als offen, eher versunken als zugänglich, eher tranceartig als hellwach. Was diesem Zustand fehlt, ist die Energie der Neugier, des Wissensdrangs, der Offenheit, der Aufgeschlossenheit, des Engagements für das gesamte Spektrum menschlicher Erfahrung. Dies ist die Domäne der Achtsamkeitspraxis ..."
Diesen engeren Sinn des Begriffs Achtsamkeit aus der buddhistischen Tradition heraus drückt der englische Begriff *mindfulness* besser aus als das Deutsche. Er bedeutet, alles, was im gegenwärtigen Moment geschieht, alle inneren und äußeren Vorgänge, bewusst wahrzunehmen, ohne über sie zu urteilen oder verändernd auf sie einwirken zu wollen. Achtsamkeitsübungen können helfen, Automatismen zu erkennen, denen wir erliegen und ein tieferes Verständnis von uns selbst zu erlangen. Praktizierte Achtsamkeit wird oftmals auch als beglückend und belebend empfunden. Kein Wunder, denn im Alltag hängen unsere Gedanken oftmals an Vergangenem fest oder beschäftigen sich mit Zukünftigem – doch wirklich leben können wir nur im Hier und Jetzt.
Um die Achtsamkeit zu schulen beschreibt Kabat-Zinn in seinem Buch *Gesund durch Meditation* diverse Übungen, unter anderem eine Geh-Meditation. Spätestens hier wird klar, dass der Barfüßer die wunderbare Möglichkeit hat, seine Achtsamkeit sowohl im weiteren als auch im engeren Sinne des Begriffs zu fördern und zu schulen und so mehr Lebensfreude zu gewinnen.

III.2.5. Selbstvertrauen

Wie sicher wir uns in der Welt bewegen und mit den Mitmenschen und auch uns selbst umgehen, hängt zu einem großen Teil mit unserem Selbstvertrauen und unserem Selbstwertgefühl zusammen.
Innerhalb der kindlichen Entwicklung bildet sich Selbstsicherheit dadurch aus, dass ein Kind bemerkt, dass es mit seinem Verhalten auf seine belebte und unbelebte Umwelt einwirken und Veränderungen erzielen kann; insbesondere solche, die zu positiven Gefühlen führen. Wichtig sind ebenfalls das Erhalten von Wertschätzung und Anerkennung und ein Sicherheitsgefühl, das in der späteren Entwicklung von einer Balance zwischen Freiheit und Verbundenheit zu den Bezugspersonen abgelöst wird.

Weitere Faktoren zum Aufbau oder Erhalt eines authentischen Selbstwertgefühls, das von einer Spiegelung des Gegenübers weitgehend unabhängig ist, hat der US-amerikanische Psychologe und Autor Nathaniel Branden in seinem Buch *Die 6 Säulen des Selbstwertgefühls* für das Erwachsenenalter zusammengetragen. Sie bestehen aus einem bewussten sowie eigenverantwortlichen Leben, der Selbstannahme und persönlichen Integrität sowie einem zielgerichteten Leben und einem selbstsicheren Behaupten der eigenen Person.

Barfußläufer wie Manfred Gleditsch, der im folgenden Interview noch ausführlicher zu Wort kommen wird, berichten davon, dass das Weglassen der Schuhe ihnen zu mehr Selbstvertrauen verholfen hat und sie nun wesentlich besser zu sich stehen können.

Gründe dafür sind sicherlich, dass viele von uns häufiger das Bedürfnis verspüren, dem inneren Kind in uns nachzugeben und einfach einmal hemmungslos albern oder laut zu sein und schlicht zu tun, was uns in dem Moment Freude machen würde – zum Beispiel auch, die drückenden Schuhe in hohem Bogen von uns zu schleudern. Wir tun all das meistens nicht, weil wir uns nicht trauen, schämen oder vor den Reaktionen der anderen fürchten. Tun wir es doch, haben wir uns selbst und unsere Bedürfnisse angenommen und stehen dazu.

Speziell bezogen auf das Barfußlaufen merken wir dann, wie viel Spaß es macht und dass mehr möglich ist, als gedacht. Zu sehen, wozu die eigenen Füße in der Lage sind, ist ein erhebendes Gefühl. Das stärkt das Selbstvertrauen und ermöglicht auch das selbstsichere Behaupten gegenüber Skeptikern.

III.2.6. „Ich stehe jetzt auch innerlich aufrechter." – Manfred Gleditsch über ein neues Lebensgefühl

Manfred Gleditsch, von Beruf Funktechniker, läuft seit dem Jahr 2006 konsequent barfuß, nachdem es ihm schon immer ein Bedürfnis gewesen war. Seitdem haben sich nicht nur Knie- und Rückenbeschwerden gebessert, sondern er ist auch mehr mit sich selbst im Reinen.

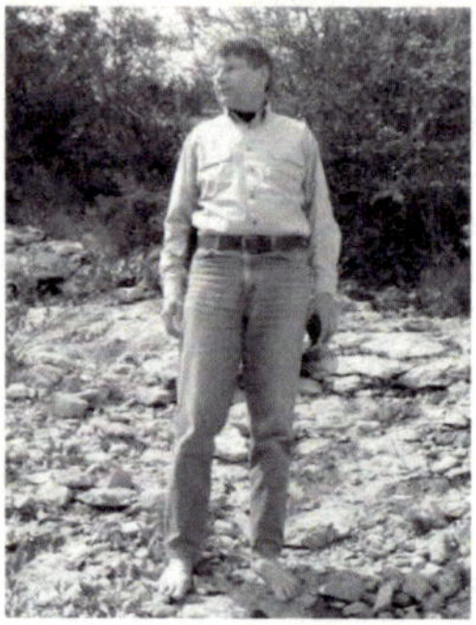

K. K.: Herr Gleditsch, Ihnen geht es beim Barfußlaufen weder um extreme Leistung noch steht der gesundheitliche (im Sinne der Physis) Aspekt im Vordergrund, sondern es ist für Sie vor allem eine Frage des persönlichen, seelischen Wohlbefindens und einer gesteigerten Lebensfreude, ist das richtig?

M. G.: So ist es! Mit dem Boden verbunden sein statt „abgeschnitten" von der Erde – eben auch „sinnlich" mit beiden Füßen mit allem im Kontakt sein, das bedeutet es für mich. Ich tue damit etwas, was ja ganz natürlich ist – schließlich hat sich die Evolution etwas dabei gedacht, uns so zu konstruieren. Oder anders herum ausgedrückt: Ich wollte irgendwann nicht länger etwas tun, das für mich keinen Sinn ergibt. Zu mir stehen, ohne dabei provozieren zu wollen! Und vielleicht damit ein gutes Vorbild sein und Menschen zum Nachdenken anregen. So kam es, dass ich heute fast völlig auf Schuhe verzichte. Für mich selbst habe ich festgestellt, dass ich, seit ich nur noch barfuß unterwegs bin, plötzlich Dinge ganz anders wahrnehme – vieles in Frage stelle und auf Sinnhaftigkeit überprüfe. Und nicht nur meine äußere, sondern auch meine innere Haltung ist seitdem aufrechter geworden.

K. K.: Schon bevor Sie „Dauerbarfüßer" wurden, gingen Sie oft und gern barfuß. Was ist Ihre früheste bewusste Barfuß-Erinnerung?

M. G.: Für meine Eltern wäre es undenkbar gewesen, mich draußen – vor allem in der Stadt – schuhlos herumlaufen zu lassen. Aber mit vierzehn Jahren kam ich in ein Internat, in dem unser Studienrat dem Thema sehr positiv gegenüberstand. Künftig habe ich so oft wie möglich auf die Schuhe verzichtet, auch in der Schule. Später im Berufsleben war es dann natürlich nicht mehr so einfach, zumindest glaubte ich das damals.

K. K.: Was gab denn den Ausschlag dafür, im täglichen Leben praktisch völlig auf Schuhe zu verzichten?

M. G.: Der eigentliche „Schnitt" zum Dauerbarfüßer war irgendwie unspektakulär und doch ein einschneidendes Ereignis für mich: Ich war unterwegs im ICE und dort kam mir – wie eine Eingebung – auf einmal der Gedanke: „Mir tut es gut, anderen schadet es nicht! Also, warum stehe ich eigentlich nicht konsequent dazu?" Ich habe spontan die Schuhe aus- und praktisch nie wieder angezogen und war dann künftig überrascht, wie problemlos das doch geht. Und ich bin überzeugt – aufgrund vieler eigener Erfahrungen und auch dem Austausch mit anderen Barfüßern – dass es oft an der inneren Haltung liegt und folglich an der eigenen Ausstrahlung, ob die Umwelt positiv oder skeptisch reagiert.

K. K.: Sie sagten schon, dass das Barfußlaufen positive Auswirkungen auf Ihre gesamte Persönlichkeit hat, z.B. auf Selbstsicherheit und Haltung. Wie äußert sich das genau und wie erklären Sie sich das?

M. G.: Ich habe erstens erkannt, dass barfuß zu leben etwas völlig Natürliches und Gesundes ist, ich also nichts Seltsames oder Verrücktes tue, sondern etwas, das mir zudem neben mehr Lebensfreude auch erfreuliche gesundheitliche Nebenwirkungen beschert.
Zweitens habe ich mir klargemacht, dass ich niemandem schade damit und dass es nicht immer die Mehrheit ist, die automatisch das Richtige tut. Aus diesen Erkenntnissen und Einstellungen heraus – wirklich ver-

innerlicht – bekam ich eine Selbstsicherheit, die, wie ich denke, nach außen ausstrahlt. Das wiederum bewirkt überwiegend positive oder zumindest aufgeschlossene, neugierige Reaktionen. Diese stärken die Selbstsicherheit weiter, und so kann man hierbei von einem sich selbst verstärkenden Prozess sprechen.
Bei mir kamen auch noch die vielen Medienkontakte dazu, die mich in meiner Selbstsicherheit zusätzlich beeinflussten. Es ist schön zu sehen, dass auch die Medien sich inzwischen ernsthaft mit dem Thema auseinandersetzen wollen. Ich hoffe, dass manches Vorurteil dadurch auch abgebaut werden kann.

K. K.: Wie reagiert die beschuhte Umwelt auf Sie?

M. G.: Oh, da gab es ganz viele Reaktionen! Gerade bei älteren Menschen kommen fast sehnsüchtige Blicke, oft mit einem Seufzen und der Bemerkung „Ach, das haben wir als Kinder auch immer gemacht". Ich stelle jedenfalls oft fest, dass in einem großen Teil der Menschen dieses Bedürfnis offensichtlich vorhanden, aber anscheinend verschüttet ist. Man kann es sich nicht vorstellen, dass es möglich ist, also wird der Wunsch erst gar nicht zugelassen. Kinder fangen bei meinem Anblick oft spontan an sich die Schuhe loszunesteln. So erscholl im Supermarkt einmal die entnervte Stimme eines Vaters hinter mir an der Kasse: „Ich weiß nicht, warum der Mann keine Schuhe anhat, aber DU behältst sie an!"

K. K.: Was waren die interessantesten Barfuß-Erfahrungen, an die Sie sich erinnern können?

M.G.: Am meisten berührt es mich, wenn ich merke, dass ich bei meinem Gegenüber Nachdenken ausgelöst habe, und das ist durchaus häufig der Fall. Mein diesbezüglich „spektakulärstes" Ereignis war die Begegnung mit einer Gruppe Schülern im Winter in der Straßenbahn. Zunächst von ihrer Seite Getuschel und Kichern. Schließlich sprach mich eine Schülerin an: „Sie! Sie haben keine Schuhe an." Ich entgegnete nur trocken: „Ich weiß!" Erstaunte Pause, dann die Frage: „Warum machen Sie das?" Auf meine Antwort, dass ich nie Schuhe trüge, erntete ich Unglauben.
Zufällig hatte ich einen Bericht unserer Lokalzeitung über einen barfüßigen Fernsehauftritt von mir in der ARD dabei, den ich den

Kindern dann zeigte. Daraufhin entwickelte sich ein sehr schönes Gespräch – die Clique rückte ganz nahe und sie fanden das plötzlich „voll cool“. In der folgenden Unterhaltung vermittelte ich ihnen dann, dass ich mir mit dem Barfußlaufen die persönliche Freiheit nehme, meine Bedürfnisse auszuleben, egal, was andere denken. Ich brachte das Beispiel vom „Gruppenzwang“, teure Markenschuhe zu tragen, was in betroffenen Gesichtern resultierte. Anschließend diskutierten die Kids darüber, ob sie es wohl wagen könnten, am nächsten Tag barfuß in der Schule zu erscheinen. Worauf ich ihnen vorhielt, dass sie dann ja wieder das Gleiche – nur eben mit umgekehrten Vorzeichen – machen würden! Erst, wenn das jeder von ihnen für sich entscheiden würde, wären sie wirklich frei.
Die Schüler waren auf jeden Fall sichtlich nachdenklich durch unser Gespräch geworden, und ich hoffe, dass sie daraus gelernt haben, Menschen nicht vorschnell zu verurteilen (ich hatte mich schließlich nicht als Verwirrter herausgestellt, der seine Schuhe vergessen hatte) und dass es gut und richtig ist, zu seinen eigenen Bedürfnissen zu stehen. Ich selbst habe die Bahn nach dem Gespräch in Hochstimmung verlassen.
Aber auch Kurioses habe ich erlebt – so zum Beispiel die Psychologiestudentin, die mich ungefragt in der Straßenbahn „aufklärte“, dass dies ein „Symptom meines gestörten Selbstbildes als Mann sei“ und sie mich gerne an eine „kompetente Stelle“ vermitteln wollte, wo ich „das Symptom angehen“ könne. Ich habe mein „Symptom“ – das ich doch ganz gerne behalten wollte – aber so hartnäckig verteidigt, dass sie vor lauter Engagement übersah, an ihrem Ziel auszusteigen.

K. K.: Wo liegen für Sie persönlich die Grenzen des Barfußseins?

M. G.: Schwierige Frage. Wenn jetzt eine Antwort erwartet wird im Sinne von „Bei 5 Grad“, dann kann ich damit nicht dienen. Ich mache es nicht dogmatisch, ich muss mir und anderen nichts beweisen, und wenn ich das Bedürfnis hätte, Schuhe anzuziehen, würde ich es tun. Es hat sich in den letzten Jahren einfach nicht mehr ergeben. Und auch, wenn es mal grenzwertig wird – der Leidensdruck, wieder in Schuhe steigen zu müssen, ist dann doch meist deutlich höher als der, es mal ohne auszuhalten. Riskieren – z. B. Erfrierungen – würde ich allerdings nichts.
Wenn die Frage auf gesellschaftliche Konventionen abzielt: Auch da würde ich niemals etwas erzwingen. Wenn jemand anderes durch meine

Barfüßigkeit beeinträchtigt würde (auch wenn er/sie selbst positiv dazu steht), z. B. auf einer Einladung, würde ich darauf selbstverständlich Rücksicht nehmen. Meine Schwiegereltern lebten zu Beginn meiner konsequenten Barfüßigkeit noch auf einem kleinen Dorf, und so habe ich mich natürlich vorher versichert, dass das für sie in Ordnung ist, denn sie müssen mit den Nachbarn leben. Aber sie stehen voll hinter mir.

Auch auf zwei Hochzeiten und zwei Beerdigungen fühlte sich niemand brüskiert – auch dort war ich mir aber vorher entsprechend sicher, dass sich niemand daran stören würde. Und weder auf Konzerten noch in gehobenen Hotels hatte ich jemals Probleme. Natürlich spielt hier auch immer der (gepflegte) Gesamtauftritt eine entscheidende Rolle.

Einzig bei einem Flug in Spanien verlangte man zunächst von mir, dass ich Schuhe anziehen solle – was mir nicht möglich war, weil ich natürlich keine dabei hatte. Letztlich durfte ich nach einer Viertelstunde bangen Wartens dann doch mitfliegen und meine anschließenden Recherchen ergaben, dass es keinerlei Vorschriften gibt, die Schuhe verlangen – es war wohl die Ansicht eines einzelnen Mitarbeiters.

Insgesamt erwiesen sich die Grenzen jedenfalls als sehr viel weiter gesteckt als angenommen; sie befinden sich überwiegend im eigenen Kopf.

IV. Wie anfangen? – Erste Barfußschritte

„Einfach mal trauen." (Eduard Soeffker)

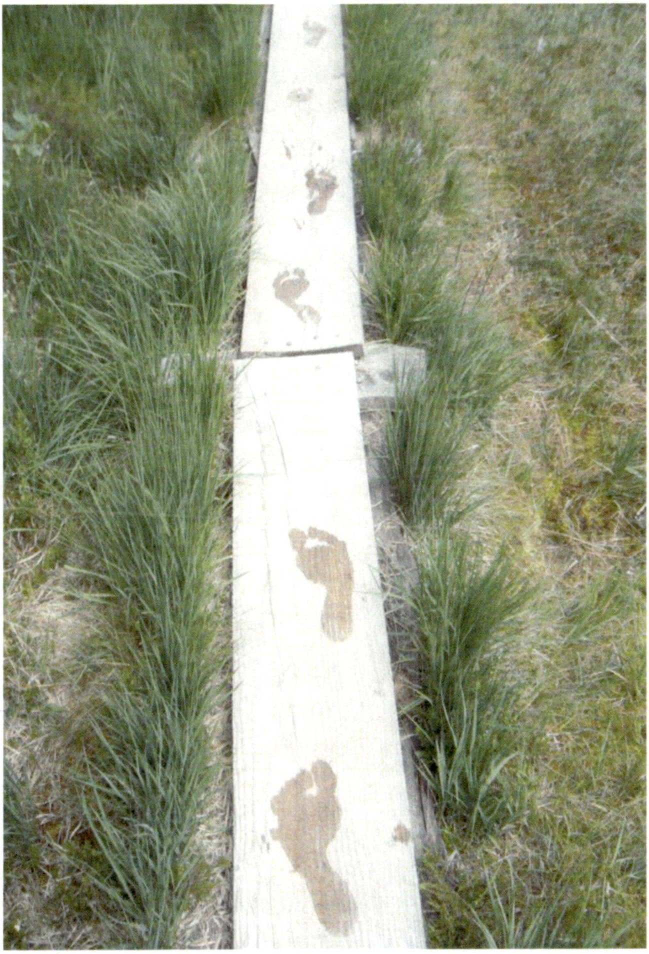

IV.1. Empfehlenswerte Vorbereitungen

Die im letzten Kapitel genannten vielfältigen positiven Wirkungen des Barfußlaufens auf Körper und Geist zeigen auch, dass es ganz verschiedene Beweggründe dafür geben kann, damit anzufangen. Man kann es tun, um diverse physiologische Beschwerden zu mindern oder zu vermeiden, um sich der Natur wieder mehr anzunähern, Stress abzubauen oder einen Gewinn an Lebensfreude zu erzielen und schlicht das zu tun, was einem Spaß macht.

Doch welche Gründe auch immer zutreffen mögen, es ist ratsam, gewisse Vorkehrungen zu treffen, wenn man sich als sehr ungeübte Person dazu entschließt, von nun an häufiger barfuß unterwegs zu sein. So sollte man zunächst prüfen, ob ein wirksamer Tetanusschutz besteht und im Zweifel die Impfung auffrischen lassen. Die meisten Dauerbarfüßer berichten zwar, sich so gut wie nie zu verletzen, weil sie viel aufmerksamer durch die Welt gehen als beschuht, und dass man sehr schnell lernt, die Umgebung auf problematische Stellen regelrecht abzuscannen, doch unnötige und vermeidbare Risiken sollte man, wie überall, nicht eingehen.

Wie schon von Dr. Rarreck im Interview erwähnt, ist es für Menschen mit Diabetes oder anderen Gefäßerkrankungen wichtig, vorsichtig zu sein. Ein Gespräch mit dem Arzt kann abklären, ob in dem jeweiligen Stadium der Erkrankung das Barfußlaufen empfehlenswert ist. Generell sollte dieser Personenkreis problematische Untergründe aber meiden und nach einer Barfußeinheit die Fußsohle untersuchen, damit kleine Verletzungen nicht unbemerkt bleiben.

Empfehlenswert ist es auch, eine Pinzette und Pflaster dabeizuhaben für den Fall, dass man sich einen Splitter einfängt. Ein Paar leichter Schuhe in der Tasche gibt außerdem die Sicherheit, den Weg als Untrainierter auch dann fortsetzen zu können, wenn ein Untergrund doch einmal zu anspruchsvoll erscheint.

IV.2. Langsam herantasten

Wir in der hochzivilisierten Welt sind inzwischen dazu übergegangen, selbst in der häuslichen Umgebung Schuhe zu tragen. Unsere Füße sind überbehütet im Sinne von überbeschuht. Doch was nicht regelmäßig beansprucht wird, verkümmert. Es gilt, wie für die Muskulatur allgemein und ebenfalls für das Gehirn, der Spruch *Use it or lose it*. Die Füße werden von Schuhen bzw. Einlagen ständig gestützt, dicke Sohlen minimieren Erforderlichkeit von Ausgleichsbewegungen etc. Die Muskulatur unserer Füße ist infolgedessen, wie in Kapitel 2 gezeigt, schwach. Wer von jetzt auf gleich nur noch barfuß geht, riskiert Überlastungen.

Hinzu kommt, dass sich, wie schon beschrieben, barfüßig der Gang ändert. Es werden Muskelgruppen gefordert, die zuvor praktisch untätig waren. So berichten selbst Leistungssportler von Muskelkater, wenn sie längere Barfußeinheiten eingelegt haben und es nicht gewöhnt sind. Daher ist es wichtig, es langsam angehen zu lassen. Ihr Körper wird Ihnen auch zehn Minuten Fußgymnastik oder eine kleine barfüßige Runde über die Wiese schon danken.

Die Fußsohlen selbst sind anfangs oft hypersensibel, da die zahlreichen Rezeptoren bisher chronisch unterbeschäftigt waren. Man kann sich das durchaus wie eine plötzliche Reizüberflutung vorstellen und es kann das Gefühl entstehen, zu kitzlig, zu schmerz- oder zu kälteempfindlich zu sein. Wer sich selbst die Freude nicht verderben möchte, folgt daher am besten zunächst der Devise: Weniger ist mehr. Die Gewöhnung wird nicht lange auf sich warten lassen.

Beginnen Sie zunächst damit, im Haus Schuhe und Socken auszuziehen, gehen Sie umher und lassen Sie das Gefühl auf sich wirken. Der Boden ist eben, doch wie fühlen sich die verschiedenen Beläge an? Welche Unterschiede gibt es zwischen Holzdielen, Laminat, Parkett, Fliesen, PVC und Teppich zu spüren? Wie fühlt sich der Boden an sonnenbeschienenen Stellen an, wie im Schatten? Schon hier gibt es einiges zu entdecken. Danach bietet sich der eigene Garten, eine Wiese oder ein ungeschotterter Waldweg an.

Ab etwa zehn Grad Außentemperatur ist das Weglassen der Schuhe im Übrigen gar kein Problem; abgehärtete Dauerbarfüßer ziehen auch bei zehn bis zwanzig Grad weniger noch keine Schuhe an.

Einer besonderen Fußpflege bedarf es nicht, doch wahrscheinlich werden Sie Ihre Füße in Zukunft besser behandeln wollen als zuvor. Verdient haben sie es allemal. Zur Reinigung eignen sich herkömmliche Seifen und Duschgels, stärkere Verschmutzungen lassen sich mit einem Schwamm oder einem Bimsstein beseitigen. Einmal täglich sollten Sie Ihre Füße mit einer reichhaltigen Lotion eincremen. Aus Glycerin und verschiedenen ätherischen Ölen, die je nach Bedarf eine kühlende oder wärmende Wirkung haben, lassen sich Fußcremes auch leicht selbst herstellen.

Was den richtigen Gang angeht, so werden Sie barfuß praktisch automatisch dazu finden, denn ohne Schuhe wird der Fersengang rasch schmerzhaft. Der Auftrittspunkt wird sich nach vorn verlagern, und ob sie eher zu denen gehören, die mit dem ganzen Fuß bzw. dem Mittelfuß aufsetzen oder zu den „Schreitern", die mit dem Vorfuß zuerst aufkommen, ist dabei unerheblich. Vertrauen Sie auch ein Stück weit auf Ihre Intuition und schauen Sie, womit Sie sich am wohlsten fühlen. Wichtig ist es, nicht zu schlurfen und die Zehen wieder mehr einzusetzen, damit sie ihrer Aufgabe des Abstoßens von Boden nachkommen können.

Erweitern Sie Ihr Territorium nach und nach, Stück für Stück. Längere Spaziergänge dürften für einen Gesunden kein Problem sein, doch bremsen Sie sich, wenn sie von geschwächter körperlicher Konstitution sind oder Schmerzen verspüren, auch wenn es Spaß macht. Kleine Schritte führen ebenfalls zum Ziel, und besonders dann, wenn man zwischendurch keine Zwangspause einlegen muss.

Eine gute Möglichkeit, die Fußmuskulatur zu stärken und für viele Barfußschritte zu rüsten, insbesondere auch im sportlichen Bereich, ist die Fußgymnastik.

IV.3. Fußgymnastik

Einige von Ihnen werden wahrscheinlich als Kind schon damit in Berührung gekommen sein, wenn der Kinderarzt nicht gleich Einlagen bei beispielsweise einer Senkfußdiagnose verschrieben hat, sondern vielmehr ein paar Stunden beim Physiotherapeuten.

Fußgymnastik ist eine hervorragende Möglichkeit, die Muskulatur zu kräftigen und die Bänder wieder beweglicher zu machen. Schon im Sitzen können Sie damit anfangen. Heben Sie beispielsweise die Beine leicht an und krümmen sie den gesamten Fuß Richtung Boden, als wollten Sie diesen mit den Zehenspitzen berühren. Machen Sie dann eine

gegenläufige Bewegung, bis die Zehen wieder nach oben zeigen. Das gleiche können Sie auch nur mit den Zehen machen und sie im Wechsel krümmen und strecken. Versuchen Sie auch einmal, die Zehen so weit wie möglich zu spreizen.
Stehen Sie nun auf und heben die Ferse an, bis Sie auf Ihren Zehen stehen. Gehen Sie so ein paar Meter und senken den Fuß dann ab. Nun wechseln Sie in den Fersenstand und legen so eine kurze Strecke zurück. Wiederholen Sie das einige Male. Damit wäre schon ein guter Anfang gemacht.
Mit den Zehen Gegenstände vom Boden aufzuheben ist auch eine sehr effektive und vor allem variable Übung, die je nach Gegenstand schwerer oder leichter fällt. Sie lässt sich auch spielerisch in den Alltag einbauen, indem man beim Aufräumen kleinere Gegenstände statt mit den Händen mit den Füßen aufzuheben versucht.
Einen Stift mit den Zehen zu greifen kann einem zu Beginn fast unmöglich erscheinen. Aus eigener Erfahrung kann ich aber sagen, dass sich in kaum einem anderen Übungsbereich so schnelle und deutliche Fortschritte einstellen wie bei der Fußgymnastik.
Das gilt auch für die Übung *Handtuchfresser*. Dazu legt man ein Handtuch auf den Boden, stellt sich mit dem vorderen Teil der Füße darauf und versucht dann durch abwechselndes Strecken und Anziehen der Zehen, das Tuch immer weiter unter die Füße zu ziehen. Gar nicht so einfach.
Einen kleinen Ball kann man nicht nur ebenfalls mit den Zehen greifen, sondern auch zwischen Fußsohle und Boden oder zwischen beiden Füßen hin und her rollen.
Eine regelrechte Herausforderung ist zu Beginn das Zerreißen einer Zeitungsseite. Dazu legt man sich am besten auf den Rücken und hebt die Beine senkrecht und angewinkelt an. Die Seite wird mit dem großen und dem zweiten Zeh des einen Fußes gehalten, während man mit den Zehen des anderen probiert, ein Stück davon abzureißen.
Aus Gymnastikseilen kann man versuchen, bestimmte Formen zu legen oder sogar einen Knoten binden.
Besonders Kinder haben an diesen Übungen viel Spaß und erfinden zahlreiche Variationen oder bauen Schächtelchen, in die etwa aufgehobene Gegenstände abgelegt werden können.
Regelrechte Fußgymnastikprofis schichten Becher oder Stöckchen zu Türmen und zeigen, dass auch hier mehr geht, als man zunächst annimmt. Wenige Minuten solcher Gymnastik am Tag, wirklich regelmä-

ßig durchgeführt, helfen schon, den Fuß nachhaltig zu kräftigen.

IV.4. Barfußpfade und Barfußparks

Barfußwanderwege und Barfußparks, ganz besonders aber auch Barfußpfade, bieten sich für Anfänger an, da man das Laufen dort unbeschwert genießen kann. Die Anlagen werden in Stand gehalten und gepflegt, man muss keine Scherben oder Ähnliches befürchten. Außerdem ist dort für abwechslungsreiche Untergründe gesorgt, die sich ganz entspannt austesten lassen.

Solche Anlagen gibt es in vielen Ländern schon lange, und inzwischen werden sie auch in ganz Deutschland und Österreich immer zahlreicher, denn sie erfreuen sich größter Beliebtheit, sind oft eingebettet in wunderbare Landschaften und ein schönes Ziel nicht nur für Familienausflüge.

Barfußpfade sind meist mehrere hundert Meter lange, künstlich angelegte Wegstrecken, die mit verschiedensten Materialien präpariert sind, die den Füßen vielfältige Reize bieten. Oftmals sind Matschstrecken, Balanciermöglichkeiten und Kneippsches Wassertreten integriert.

Auch mobil lassen sich Barfußpfade als Attraktion bei Sport-, Schul- oder Straßenfesten anlegen. Dazu können zum Beispiel verschiedene Materialien wie Tannenzapfen, Kiesel, Eicheln, Zweige, Stroh oder Lehm in kleine Wannen gefüllt oder auf dem Boden ausgebreitet werden.

Barfußwanderwege wiederum sind in der Regel mehrere Kilometer lang und bestehen oftmals aus schon länger vorhandenen Wanderwegen mit speziell hergerichteten Teilstrecken ähnlich denen der Barfußpfade. Um das natürliche Erscheinungsbild der Landschaft zu erhalten, werden diese Strecken oft mit typischen, in der Gegend häufig vorkommenden Materialien wie Sand, Laubhaufen oder Tannenzapfen befüllt.

Große Anlagen mit verschiedenen Pfaden sind die Barfußparks. Dort gibt es unveränderte, aber zum Barfußgehen geeignete Wege ebenso wie speziell hergerichtete Strecken. Häufig findet man auch Abenteuerspielplätze und Erlebnisstationen, die noch andere Sinne als die der Fußsohlen bedienen.

Speziell für die Kleinen ist das Angebot abwechslungsreich und reicht vom Naturgeräusche erraten über das Bäume bestimmen und Probieren

von Kräutern bis hin zum Musizieren mit natürlichen Materialien.
Der Besuch von Barfußparks kostet in der Regel Eintritt, wohingegen viele der Pfade und Wanderwege noch kostenfrei zu betreten sind. Ein Besuch lohnt sich jedoch allemal, da man hier wirklich mehrere Stunden oder gar den ganzen Tag mit viel Spaß verbringen kann.
Die meisten dieser Anlagen sind zwischen März und Oktober geöffnet, zu einer Jahreszeit, in der auch für Ungeübte das Barfußlaufen als angenehm empfunden wird. Ein Barfußpfad, -wanderweg oder -park in der eigenen Umgebung oder dem In- und dem Ausland findet sich leicht auf der Internetpräsenz von Dr. Lorenz Kerscher, der eine umfangreiche Liste samt Beschreibungen zusammengestellt hat und im folgenden Interview über sein langjähriges Engagement in dem Bereich spricht.

IV.5. „Ein Barfußpfad gehört als Erholungsoase in jede Stadt." – Dr. Lorenz Kerscher über sein Engagement

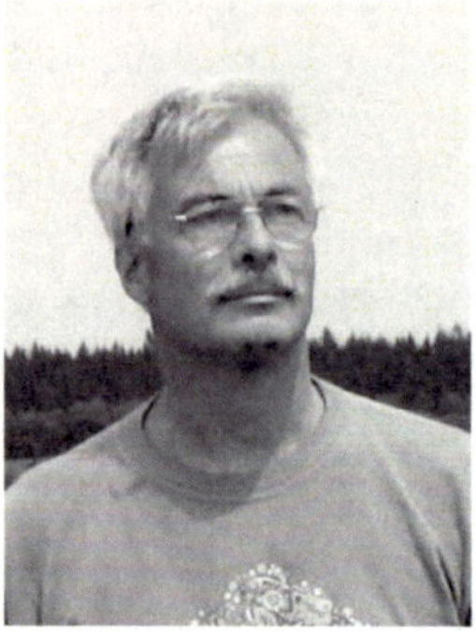

Dr. Lorenz Kerscher ist Biochemiker im Vorruhestand. Vor über zehn Jahren initiierte er das Anlegen eines Barfußpfads in Penzberg, damals einer der ersten in Deutschland. Seitdem beriet er zahlreiche Städte bezüglich der Einrichtung und Unterhaltung weiterer Pfade. Außerdem hält er Lehrerbildungsseminare zu den Themen Barfußwandern und Fußgymnastik.

www.barfusspark.info

K. K.: Dr. Kerscher, wie kam es zu Ihrem Engagement für Barfußpfade?

L. K.: Vor etwa zwölf Jahren suchte ich einen Einstieg in die Umweltpädagogik. Im Internet fand ich Informationen über die zwei oder drei Barfußpfade, die es damals gab und konnte mich sofort damit identifizieren. Der moderne Mensch ist von der Natur und seiner eigenen Natürlichkeit im Alltag sehr abgetrennt – auch durch eine dicke Schuhsohle – und in den Pfaden erkannte ich sofort das Potential, selbst dem Städter im Ballungsgebiet mit relativ einfachen Mitteln wieder ein Naturerleben mit allen Sinnen zu ermöglichen.
Für mich gibt es inzwischen nichts Schöneres, als mit einer Gruppe einen Barfußpfad entlang zu gehen. Das werden wieder richtige Menschen, nicht so wie in der Fußgängerzone. Sie werden locker, sie werden offen und entspannt, die einen tasten sich vorsichtig vor, die anderen rennen los. Eltern und Kinder sind da miteinander in den Gruppen auch sehr harmonisch, und deswegen mache ich das unheimlich gern und biete das auch für Schulklassen und Kindergärten als Veranstaltung an. Die Menschen haben einfach Spaß, und das Gehirn schüttet Glücks-

hormone aus, weil sie endlich tun, worauf die Evolution sie angepasst hat: Sie bewegen sich mit den nackten Fußsohlen auf Naturboden, auf abwechslungsreichem Untergrund und erleben diesen auch taktil.

K. K.: Auf Ihrer Webseite finden sich zahlreiche Informationen zum Thema Barfußlaufen, und es gibt auch eine Linkliste mit Barfußparks und -pfaden in Deutschland, Österreich und anderen Ländern. Da hat zwischenzeitlich eine Entwicklung stattgefunden, die Liste ist lang.

L. K.: Ja, man hat glücklicherweise erkannt, dass die Menschen ein großes Bedürfnis nach solchen Erlebnissen haben und wahre Besucherscharen zu den Pfaden strömen, ganze Betriebsausflüge werden dorthin gemacht.
Oftmals sind dennoch weite Fahrten nötig, und daher ist es mir ein großes Anliegen, dass das Bedürfnis der Menschen, den Boden wieder unter den Füßen zu spüren, noch mehr bei der Planung von Erholungs- und Freizeiträumen und vor allem bei der Stadtgestaltung berücksichtigt wird. Ein Barfußpfad gehört als Erholungsoase in jede Stadt, jeder Mensch sollte die Möglichkeit haben, ihn problemlos zu erreichen.
Dass das möglich ist, zeigen Metropolen wie Seoul in Südkorea. Dort gibt es mehr als 150 Barfußpfade mit verschiedenen Materialien und Untergründen von insgesamt neun Kilometern Länge in Anlagen und öffentlichen Freizeiteinrichtungen. Da kommen die Leute dann in den Pausen in Anzug und Krawatte aus den Bürohäusern, ziehen die Schuhe aus und aktivieren ihre Fußsohlenreflexe. Natürlich kann man einen solchen Pfad nicht quer durch die Fußgängerzone legen, aber es finden sich überall Bereiche, in denen es möglich ist. So gibt es etwa schon begehbare Wasserflächen wie den Brunnen am Münchener Rindermarkt oder den berühmten „Miroir d'Eau“ in Bordeaux. In öffentlichen Anlagen, auf Spielplätzen, Schulhöfen usw. könnte Ähnliches noch viel öfter mit eingeplant und kleine „Barfußinseln“ geschaffen werden.

K. K.: Wenn Sie mit einer Gruppe einen Barfußpfad begehen, wie läuft das dann ab?

L. K.: Wenn die Leute aus den Schuhen steigen, wissen sie oftmals mit ihren Füßen zunächst nichts Richtiges anzufangen, weil sie es einfach nicht mehr gewöhnt sind. Bei einem Kaltstart gibt es ein furchtbares „Geeiere“. Das recht große und sonst unterbeschäftigte Zentrum im

Gehirn, das für die Sinneswahrnehmungen in Füßen und Zehen zuständig ist, muss erst einmal wieder aktiviert werden, und so machen wir zum Aufwärmen mindestens zehn Minuten lang verschiedene Fußgymnastikspiele. Dabei werden dann auch schon erste Hemmungen überwunden und die Menschen gleich viel lockerer. Auf dem Pfad selbst ist jeder seinem Naturell nach mal vorsichtiger, mal forscher unterwegs, aber auch die Vorsichtigen werden im Laufe des Weges immer freier. Die entspannten Gesichter zu sehen und das Lachen bei Groß und Klein zu hören, ist mir jedes Mal wieder eine unheimliche Freude.

IV.6. Barfußwandern

Natürlich bedarf es letztlich keiner explizit mit dem Hinweis *Barfuß* ausgewiesener Wege, um die Schuhe wegzulassen. Wer sich langsam an das Barfußlaufen herangetastet und die positiven Auswirkungen am eigenen Leib gespürt hat, wird sowieso schnell Lust bekommen, auch längere Strecken unbeschuht zurückzulegen und beispielsweise in der Natur zu wandern.
Auch hier sollte man aber schauen, dass man sich nicht gleich überfordert und bei unbekannter Strecke lieber ein Paar leichter Schuhen mitnehmen, falls man auf einen Untergrund stößt, für den die Fußsohlen zu empfindlich sind. Grundsätzlich gibt es zwar praktisch nichts, was diese nicht aushalten würden, wie Martl Jung, der später in diesem Buch porträtiert wird, bei seinem Gang über die Alpen bewiesen hat, doch das subjektive Empfinden ist bei jedem anders.
Wer in den Münchener Bergen und dem Umland wohnt, hat Glück, denn Eduard Soeffker hat für dieses Gebiet den ersten Barfußwanderführer geschrieben, mit dessen Hilfe jeder die für ihn geeignete Route finden kann. Mehr dazu erfahren Sie im folgenden Interview.

IV.7. „Einfach mal trauen." – Eduard Soeffker über die Möglichkeiten, die in jedem schlummern

Eduard Soeffker ist Jurist und Autor mehrerer Wanderbücher. Seit mehr als fünfzehn Jahren wandert er vor allem barfuß und schrieb zusammen mit seiner Frau Sigrid das Buch *Barfußwandern – Münchner Berge und Alpenvorland*, das im Mai 2012 in einer zweiten, erweiterten Auflage im Bergverlag Rother erschienen ist.

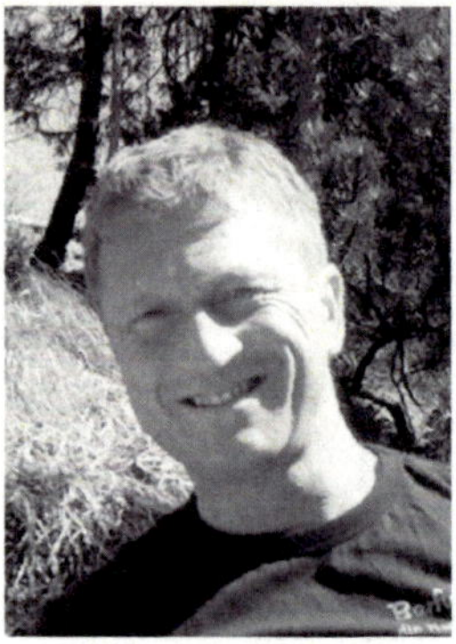

K. K.: Herr Soeffker, Sie sind schon seit vielen Jahren mit ihrer ganzen Familie auf Bergtouren und anderen Wanderungen barfuß unterwegs. Wie kam es dazu, worin liegt da für Sie persönlich der Reiz?

E. S.: Ich bin in der Großstadt aufgewachsen und als Kind nie barfuß gelaufen. Das war damals bei uns im Hof nur etwas für Mädchen. Später bin ich witzigerweise beim Inline-Skaten dazu gekommen, als ich auf Teilen einer Strecke auf Rollen nicht weiterkam und dann barfuß weiter gehen musste. Da habe ich schnell gemerkt, dass mir das gut tat und es immer weiter ausgebaut. Beim Wandern habe ich zunächst nur auf Almwiesen die Schuhe ausgezogen, aber schnell gesehen, dass noch viel mehr möglich ist und auch einen gewissen Ehrgeiz entwickelt, schwierigere Untergründe auszuprobieren.
Vorteile gibt es viele. Körperlich hat mich das Barfußlaufen von meinen Rückenschmerzen befreit, aber es ist schlicht auch Balsam für die Seele. Es macht einfach Spaß, den Boden unter den Füßen zu spüren, man fühlt sich eins mit der Natur und kann sie unbeschwert von Schuhen unmittelbarer genießen. Barfuß schaltet man auch schneller vom Alltag ab,

Gedankenspiralen habe keine Chance, weil man sich viel mehr auf das Gehen und auf den Weg konzentrieren muss.

K. K.: Barfuß auf einen Berg zu steigen oder durch unwegsames Gelände zu gehen, das können sich viele Menschen gar nicht vorstellen. Sie haben mehrfach Anfängergruppen begleitet, was waren Ihre Erfahrungen?

E. S.: Natürlich ist es so, dass unsere Füße durch das dauernde Tragen von Schuhen regelrecht „verweichlicht" sind, es halten sich aber auch hartnäckig viele Vorurteile übers Barfußlaufen, die tatsächlich völlig haltlos sind. Man sollte sich einfach mal trauen und wird in aller Regel erstaunt sein. Im Rahmen von „Bayern Tour Natur" habe ich zum Beispiel einmal mit 70 Leuten eine Wanderung aufs Hörnle gemacht. Da waren fast nur absolute Barfuß-Anfänger dabei, die skeptisch waren, ob die 700 Höhenmeter für sie so machbar sind. Geschafft haben es aber alle. Es geht mehr, als man denkt. Ich sage auch immer gern: Es macht süchtig! Man möchte das Gefühl einfach nicht mehr missen.

K. K.: In Ihrem Barfußwanderführer haben Sie viele Routen getestet, sie nach Schwierigkeitsgrad kategorisiert und dabei sogar für die Karten im Buch mit vier verschiedenen Farben gearbeitet, um die Wegbeschaffenheit darzustellen. Worauf sollte man als ungeübter Barfüßer bei der Auswahl der Route achten?

E. S.: Für den Anfang sollte man schauen, dass man möglichst fußfreundliche, natürliche Untergründe auswählt, um sich nicht zu überfordern oder sich selbst die Freude zu nehmen. In unserem Buch sind die Routen nach Barfußgraden unterteilt, Grad 1 ist ein weicher Wiesenweg oder ein federnder Waldpfad, bei Grad 3 wird's dann sehr steinig – das ist nur etwas für waschechte Barfußfakire. Sehr gut geeignet für den Anfang sind natürlich auch die angelegten Barfußpfade, hier sind alle barfuß und man kann auf kurzer Strecke die verschiedensten Untergründe austesten.

K. K.: Was war für Sie persönlich Ihre größte Barfußherausforderung?

E. S.: Eine große Herausforderung war eine waghalsige Kletterpartie, auf die mich Martl Jung „gelockt" hat. Für ihn war das gar kein Prob-

lem, ich hingegen hätte mich zwischenzeitlich am liebsten mit dem Hubschrauber abholen lassen. Allerdings war dabei gar nicht die Barfüßigkeit die Schwierigkeit, im Gegenteil, darüber war ich froh, denn so spürte ich viel besser, wenn der Untergrund anfing, ins Rutschen zu kommen.
An die Grenzen habe ich meine Füße einmal aber tatsächlich gebracht, das war noch ganz zu Anfang meiner Barfußzeit. Vom Ehrgeiz angestachelt war ich auf die Idee gekommen, einen See auf einem Weg zu umrunden, der praktisch aus zwanzig Kilometern reinem Schotterweg bestand. Da bin ich am Ende sprichwörtlich auf dem Zahnfleisch gegangen.

K. K.: Wanderungen sind gerade bei Kindern oft als langweilig verschrien. Ist das barfuß etwas anderes, macht es den Kleinen da einfach mehr Spaß?

E. S.: Kinder sind ja grundsätzlich sowieso begeistert, wenn sie die Schuhe ausziehen dürfen, und auch das Barfußwandern macht allen Kindern Spaß. Es gibt mit den Füßen noch viel mehr zu entdecken und zu erforschen als mit den Augen und den Händen allein. Matschstrecken und das Waten durch Wasser sind besonders beliebt. Auf Barfußpfaden gibt es außerdem oft noch Balancierstationen und andere spannende Dinge.

K. K.: Ihr Barfußwanderbuch ist gerade in einer überarbeiteten Auflage erschienen. Was ist neu?

E. S.: Das Buch ist jetzt – genau wie das Barfußwandern selbst – ein echter Hingucker. Anstelle eines gediegenen Titelbildes sind nun fünf verschiedene Bilder auf dem Cover zu finden, die zeigen, welche Lebensfreude das „fußnackerte“ Wandern versprüht und welche herrlichen Touren auf die Barfußwanderer warten. Wir gehen jetzt quasi in die Offensive, wollen uns nicht mehr verstecken, sondern offen das neue Lebensgefühl nach außen tragen und möglichst vielen Menschen Mut machen, sich auch dieses Feuerwerk der Sinne in der freien Natur zu gönnen. Wir sind davon überzeugt, dass das Barfußwandern nicht nur Althippies, Kneippianer und Ökotussis begeistern wird – sondern sich immer mehr Menschen von diesem schönen und gesunden Vergnügen anstecken lassen werden.

IV.8. Barfuß mit Kindern

Im zweiten Kapitel wurde bereits gezeigt, dass Fußfehlstellungen ihren Anfang schon im Kleinkindalter nehmen, weil wir die Kleinen, sobald sie zu laufen beginnen, in Schuhe zwängen, die zudem oftmals zu klein und zu eng sind. Das Fußgewölbe und die Muskulatur können sich so gar nicht erst korrekt ausbilden oder verkümmern wieder; der noch weiche Kinderfuß ist außerdem anfällig für Deformationen.

Beobachtet man Kinder, die gerade erst das Laufen gelernt haben, so stellt man zudem fest, dass sie beim Gehen mit dem ganzen Fuß beziehungsweise bei schnellerem Laufen mit dem Vorfuß aufsetzen. Sie beherrschen also zunächst die natürlich Gangart, bis sie sich den Fersengang von uns abschauen oder die Schuhe ihr Übriges tun. Viele Kinder wehren sich zunächst stark gegen Schuhe und ziehen sie aus und werfen sie fort, so oft es ihnen möglich ist. Sie genießen es, ihre Umgebung auch mit den Füßen zu entdecken und haben Spaß beim Laufen durch eine Pfütze oder Matsch. Doch irgendwann geben sie es, dauernd gescholten, auf, lassen die Schuhe an und gewöhnen sich daran.

Das oben genannte kann aber letztlich nur zu einem Schluss führen: Wer eine gesunde Entwicklung der Füße seiner Kinder unterstützen möchte, sollte sie so häufig wie möglich barfußlaufen lassen. Das Wandern in der Natur oder der Besuch in Barfußparks ermöglicht ihnen das Empfinden zahlreicher verschiedener Sinnesreize und bringt vor allem auch einen Riesenspaß.

Dass dies auch die Entwicklung der gesamten Motorik wesentlich verbessert, davon weiß Burkhard Reinberg im Interview zu berichten.

IV.9. „Kinder, die barfuß laufen, entwickeln eine bessere Motorik." – Burkhard Reinberg über sein Projekt „Mobil mit allen Sinnen"

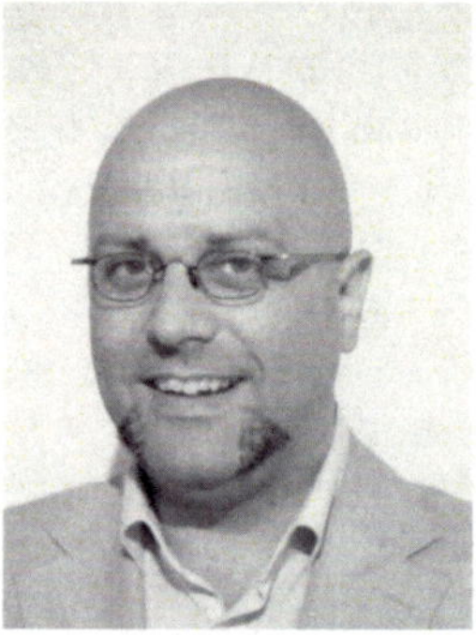

Burkhard Reinberg ist Mental- & Motivationstrainer, Sporthypnose-Coach und Referent für Burnout- und Stressprävention. Mit dem Thema Barfußlaufen beschäftigt er sich seit gut zwanzig Jahren. 2011 schrieb er das Buch *Bigfoot: Unten ohne durchs Leben ... oder warum machen Schuhe blind?* Sein Projekt *Mobil mit allen Sinnen* hat zum Ziel, Kinder wieder mehr an die Natur und natürliche Bewegung heranzuführen und so eine gesunde Entwicklung zu fördern.

www.barfuss-trend.de
www.naturfitness.de
www.brein-coaching.de

K. K.: Herr Reinberg, warum ist es Ihnen ein so großes Anliegen, Menschen zum Barfußlaufen zu bewegen?

B. R.: Meine persönlichen Erfahrungen spielen eine große Rolle dabei. Mit fünfundzwanzig hatte ich einen doppelten Bandscheibenvorfall. Ich hatte das Glück, an einen Orthopäden zu geraten, der mir gesagt hat: „Junge, zieh' einfach mal die Schuhe aus!" Ich konnte zunächst natürlich keinen Zusammenhang zwischen nackten Füßen und meinem Rücken erkennen, habe es aber ausprobiert und bin letztlich ohne Operation und ohne Dauereinnahme von Medikamenten davongekommen.
In den zurückliegenden Jahren habe ich am eigenen Leib die mannigfachen positiven Auswirkungen, die das Barfußlaufen auf den ganzen Körper und auch mental hat, erleben können. Diese Erfahrungen möchte ich einfach mit anderen Menschen teilen, damit sie auch davon profitie-

ren können. Denn obwohl es die einfachste Sache der Welt ist, die Schuhe auszuziehen – und vor allem eine Rückkehr in den eigentlichen Normalzustand – tun die meisten es viel zu selten. Viele Menschen wissen auch gar nicht, was sie ihrem Körper antun, wenn sie ihre Füße in falsches Schuhwerk zwängen und was ihnen an sinnlichem Erlebnis entgeht, wenn ihre Sohlen niemals verschiedene Untergründe spüren.

K. K.: Einschulungstests und Studien zeigen, dass die Motorik der Kinder heutzutage weniger gut entwickelt ist als in der Vergangenheit. Gründe dafür sind z.B. Bewegungsmangel. Warum ist auch insbesondere barfüßige Bewegung hilfreich bei der Entwicklung und Verbesserung motorischer Fähigkeiten?

B. R.: 98 Prozent aller Menschen werden mit gesunden Füßen geboren, aber als Erwachsene haben rund 60 Prozent Probleme mit Fußfehlstellungen und -krankheiten. Im Grundschulalter haben schon 12 Prozent der Kinder Schäden an den Füßen, drei Viertel tragen zu kleine Schuhe. Der Kinderfuß ist noch leicht verformbar, die Folgen sind verheerend.
Wir werden alle mit Plattfüßen geboren, das Fußgewölbe richtet sich später durch das Laufen auf, wenn die Muskulatur und die Sehnen trainiert werden. In ständig getragenem und noch dazu falschem Schuhwerk, in dem der Fuß beengt ist, kann das nicht geschehen, und so diagnostizieren Ärzte später Platt-, Knick-, Senk- und Spreizfüße.
Die generell verschlechterte Motorik, die wir heute bei Kindern sehen, ist einerseits das Resultat von allgemein zu wenig Bewegung, aber auch die nackte Fußsohle spielt eine Rolle bei der Entwicklung motorischer Fähigkeiten. Die sensorischen Reize, die von der Fußsohle an das das Gehirn übermittelt werden, vermitteln ein sehr viel genaueres Bild des Untergrunds, als wenn noch eine Schuhsohle dazwischen ist. Ausgleichsbewegungen stärken die Muskulatur und auch die Feinmotorik wird geschult. Eine Studie hat ergeben, dass Kinder, die regelmäßig barfuß laufen, eine um 60 Prozent bessere Motorik haben. Ein guter Grund also, sich für Barfüßigkeit bei Kindern einzusetzen.

K. K.: Sie bieten Workshops für Kindergärten und Schulen an, in denen es um genau das geht: Sich barfuß in der Natur zu bewegen oder auch gymnastische Übungen zu machen. Wie genau sehen die Inhalte der Kurse aus?

B. R.: Wichtig ist es zunächst einmal, auch die Erzieherinnen bzw. die Eltern zu schulen, denn in den Köpfen stecken viele Vorurteile. Die Kinder barfuß über das Gelände und durch den Kindergarten laufen zu lassen, können sie sich zunächst oft gar nicht vorstellen. Verletzungsgefahr, Fußpilz, Blasenentzündung, das sind einige der Schlagwörter, die immer wieder kommen. Wenn es nach erfolgter Aufklärungsarbeit diesbezüglich dann an ein paar praktische Übungen geht, sind die Leute schon viel offener, und mit nackten Füßen entspannen sich Stimmung und Gesichtsausdrücke dann endgültig. Die Kinder selbst werden auf spielerische Weise an das Ganze herangeführt. In meinem Portfolio habe ich diverse Programmpunkte, die ich nicht starr abarbeite, sondern mich flexibel nach der jeweiligen Gruppe richte. Es werden z.B. verschiedenste Fußgymnastikspiele gemacht, Erfahrungen mit verschiedenen Untergründen gesammelt usw.

K. K.: Was sind Ihre Erfahrungen bisher? Wie nehmen die Kinder, von denen viele sicherlich aus dem Elternhaus den Satz: „Zieh dir bloß was an die Füße!" im Kopf haben, das Angebot an?

B. R: Zu Beginn eines Kurses stellt sich das sehr unterschiedlich dar. Es gibt Kinder, die schreien „Hurra!" und werfen ihre Schuhe gleich im hohen Bogen von sich und turnen sofort herum, und andere, die sich erst einmal nicht trauen. Wenn ich dann nachfrage, merke ich schnell, dass die Kinder Vorurteile ihrer Eltern im Hinterkopf haben. „Ich darf das nicht, davon wird man doch krank", kommt dann etwa, oder auch die Furcht, sich schmutzig zu machen, spielt eine Rolle. Erschreckend ist, dass bei einer Befragung ein Drittel aller Kinder angab, tatsächlich noch nie barfuß gelaufen zu sein. Da sind anfängliche Ängste durchaus nachvollziehbar. Natürlich gibt es für die Kinder keinen Zwang, mitzumachen, aber ich habe bisher noch kein Kind erlebt, das nicht nach einer Viertelstunde oder nach spätestens dreißig Minuten doch die Schuhe ausgezogen und mitgemacht hätte. In der Regel herrscht sehr schnell eine gelöste Stimmung, in der auch die Erzieherinnen mit von der Partie sind.

Später wird mir oft berichtet, dass die Kinder dann die Schuhe gar nicht mehr anziehen wollen und auch barfuß nach Hause laufen möchten. Verwunderlich ist das nicht, denn einerseits sehen die Kinder, dass auch ich schon barfuß ankomme und auch barfuß wieder gehe, und die Freude, die sie selbst daran haben, steht ihnen während des Kurses auch deutlich ins Gesicht geschrieben. Ich bitte die Erzieherinnen dann, positiv auf die Eltern einzuwirken, dass diese ihre Kinder einfach ausprobieren lassen. Man kann da auch durchaus Vertrauen in die Intuition der Kinder haben, die melden sich, wenn es unangenehm oder zu kalt wird.

IV.10. „Der Kopf ist müde, aber nicht die Füße." – Ein Selbstversuch von Ulrike Röder-Reit

Ulrike Röder-Reit ist Lehrerin für Geschichte und Deutsch und Mutter dreier erwachsener Kinder. Ihre Gartenarbeit erledigt sie leidenschaftlich gern barfuß. Für das Buch machte sie den Härtetest und bewegte sich bei winterlichen Temperaturen einen kompletten März-Tag lang barfuß nicht nur im Grünen, sondern auch im mitten im Ballungsgebiet Bochum.

Ich schwinge meine Beine aus dem Bett. Wo sind meine Pantoffeln? Ach ja, heute ist mein Barfußtag. Im Haus bin ich das Barfußlaufen gewohnt, nur nicht in dieser Jahreszeit. Es ist ungewohnt kalt. Ich mache also Frühstück für mich und meinen Mann. Ihm fällt gar nicht auf, dass ich barfuß herumlaufe. Anschließend gehe ich mit dem Hund in den Garten. Es ist wirklich kalt, sehr kalt, circa drei Grad. Wieso merkt der Hund an seinen Pfoten nichts? Ich laufe vorsichtig, dann mutiger, erst über die weiche Wiese, dann über die harten Kieselsteine am Teich weiter unter der riesigen Kiefer her, wo der mit Nadeln bedeckte Boden sich etwas wärmer anfühlt.

Vor meinem kleinen Kartoffelacker bleibe ich stehen und träume vom Sommer. Ich freue mich schon darauf, an einem schönen Tag bei Sonnenschein die Kartoffeln auszugraben, barfuß und nur mit einer kleinen Gartengabel bewaffnet. Kartoffeln hinterlassen weiche krümelige Erde und es ist ein beinahe sinnliches Gefühl, barfuß darauf herumzugehen, die Erde zu spüren, mit den Füßen und Händen, und sie zu riechen. Man ist eins mit sich und der Natur. Ich kehre zurück über die weiche feuchte Wiese und die rauen kalten Steine des Hofes in meine Küche, wo ich wie der Hund erdige Abdrücke hinterlasse.

Mein nächster Gang ist der zum Bäcker. Nackte Füße und ein Winteranorak, ein merkwürdiger Anblick, findet jedenfalls meine Nachbarin. „Ein Experiment", erwidere ich und sie lacht aus vollem

Halse. Am Ende der Straße ist der Bäcker. Bis hierhin geht alles gut. Ich reihe mich in die Schlange ein. „Warum haben Sie keine Schuhe an?“, fragt plötzlich eine Frau hinter mir entrüstet. „Ein Experiment“, sage ich wieder. „Ich habe letztens in der Zeitung gelesen“, schreit sie über meinen Kopf hinweg und schaut mich mitleidig an, „dass man schon mit vierzig Alzheimer bekommen kann.“ Ich fühle mich geschmeichelt, denn schließlich bin ich doch ein paar Jahre älter. Da niemand etwas sagt, weil alle auf meine Füße starren, bestelle ich ganz schnell bei der Auszubildenden mein Brot und bin weg. Auf dem Heimweg trete ich in mehrere Kaugummis, die auf dem Gehweg kleben. Wie eklig! Das lässt mich eher schaudern als die Kälte.
Zu Hause erledige ich die Hausarbeit. Ich hätte nicht gedacht, dass der Waschküchenboden im Keller soooo kalt ist. Da muss ich jetzt durch, denke ich und streiche Kater Mo mit dem nackten Fuß über das Fell. Wie weich und warm sich das anfühlt!
Als nächstes holt mich meine Freundin mit dem Auto ab. Sie weiß Bescheid und stellt keine Fragen. Wir fahren zur Wassergymnastik. Dort falle ich überhaupt nicht auf. Erst auf dem Weg zurück zum Auto fragt ein älterer Herr, ob die Schuhe, die man mir gestohlen habe, teuer gewesen seien. Ich hätte gar keine angehabt, antworte ich wahrheitsgemäß. Er bleibt mit offenem Munde stehen und steht immer noch so da, als wir schon losfahren.
Bevor ich zu meinen Schülern aufbreche, entscheide ich mich spontan, einkaufen zu fahren. Ich habe Bedenken wegen meiner nackten Füße, aber der Kühlschrank ist gähnend leer. Ich gehe vorsichtig über den Aschenplatz vor unseren Garagen. Die Steine pieken, aber sie sind von der Sonne erwärmt. Beim Autofahren muss ich mich konzentrieren. Das Auto ist schneller als sonst. Es gehorcht meinen nackten Füßen viel besser als den steifen dicken Sohlen.
Auf dem Parkplatz des Einkaufsmarktes trete ich wieder auf ein Kaugummi und anschließend in eine Flüssigkeit. Es klebt. Bei näherem Hinsehen ist es Saft. Die weggeworfene kaputte Tüte liegt halb unter einem parkenden Auto. Was mache ich nun? Hätte ich Schuhe an, ginge ich einfach weiter. Also tue ich es auch barfuß, aber das klebrige Gefühl ist unangenehm und schlimmer noch, meine klebrigen Fußsohlen machen zischende Geräusche und wieder schauen alle auf meine Füße. Eine junge Frau im Einkaufsmarkt ist entrüstet. Aus hygienischen Gründen müsse man mich rausschmeißen. Der Dreck unter meinen Füßen sei doch kein anderer als der unter ihren Sohlen, versuche ich sie

zu beschwichtigen. Ein Mann gibt mir Recht. Schließlich, so bemerkt er, könne ich mir täglich die Füße waschen, sie aber nicht ihre Schuhe.
Die Antwort höre ich nicht mehr, denn ich flüchte zwischen die Regale. Ich schaue meine nackten Füße an. Sie wirken fremd zwischen hundertfachen Verpackungen. Und ich fühle mich jetzt auch fremd. Mit halb leerem Wagen gehe ich zur Kasse. Die ältere Dame hinter mir schaut auf meine Füße und meint, sie seien früher immer barfuß gelaufen. Sie strahlt mich an und fügt hinzu, deshalb sei sie auch nie krank gewesen. Heute seien die Leute einfach verpimpelt.
In diesem Moment dreht sich der Herr mittleren Alters, dem ich schon auf dem Parkplatz begegnet bin, vor mir um und tritt mir mit seinem großen schwarzen Herrenschuh ziemlich kräftig auf meinen rechten Fuß. „Dies ist ein zivilisiertes Land", sagt er süffisant, „wo kämen wir denn hin, wenn jeder so herumliefe?" Er grinst und geht. Ich bin sprachlos. Mein Fuß ist mittlerweile angeschwollen, mit einem dunklen Absatzabdruck auf dem Fußrücken. Mein kleiner Zeh leuchtet dick und rot wie eine reife Pflaume. Niemand sagt mehr etwas. Ich zahle und gehe. Zu Hause laufe ich gleich in den Garten und halte meinen Fuß in den Teich. Diesmal tut die Kälte richtig gut.
Den Nachmittag verbringe ich mit meinen Schülern. Hier sind nicht meine nackten Füße, die nun schön sauber gewaschen sind, das Thema, sondern der Unterrichtsstoff. Eine kurze Erklärung über die ungewöhnliche Nichtverpackung der Füße, ein mitleidiger Blick auf meinen noch immer geschwollenen Fuß und alles ist gut.
Als ich nach Hause fahre, ist es mittlerweile dunkel. Meine nackten Füße sind für mich jetzt irgendwie selbstverständlich. Den Vorfall im Supermarkt habe ich relativiert. Wer das Barfußlaufen nicht kennt, verpasst etwas Wesentliches. Man spürt mit nackten Füßen seine Umwelt unmittelbarer, nicht nur feuchte Wiesen, raue spitze Steine, kuschelige Teppichböden, Tritte auf den Fuß von „freundlichen" Mitmenschen, auch das Gaspedal. Ich bin schneller zu Hause als sonst.
Noch einmal gehe ich durch den Garten. Welch ein schönes Gefühl! Die Sonne hat den ganzen Tag geschienen. Der Boden ist jetzt wärmer als heute Morgen und schon wieder feucht. Kater Mo taucht aus der Dunkelheit auf und streicht um meine Beine. Plötzlich ein kratzendes Gefühl an meinem armen kleinen Zeh. Welch raue Zungen Katzen doch haben! Ich gehe zurück ins Haus. Diesmal putze ich mir auch meine Füße auf der Matte ab.
Was ist das Fazit des Tages? Mein Kopf ist müde, aber nicht meine

Füße. Das Barfußlaufen ist schön und sinnlich, aber in der „Zivilisation“ nicht ungefährlich. In der heutigen Welt der Verpackungen gehören offensichtlich auch Füße verpackt. Eigentlich schade.

IV.11. Unbeschuht immer und überall?

Der Selbstversuch von Ulrike Röder-Reit zeigt, dass Barfußlaufen in der Großstadt einige Hürden mit sich bringen kann. Der Boden kann so verschmutzt sein, dass eine persönliche Ekelgrenze überschritten wird, und auch Intoleranz der Mitmenschen begegnet einem hin und wieder, während das Barfußlaufen in eher ländlichen Gegenden durchaus noch zum normalen Bild vor allem im Sommer gehört und etwa in Bayern und Umgebung allgemeine Anerkennung genießt.

Eine derart aggressive Reaktion wie die des Mannes im Supermarkt wird aber auch in der Stadt die Ausnahme bilden; Ähnliches ist mir bei meinen Recherchen kein zweites Mal begegnet. Ganz im Gegenteil berichten insbesondere Dauerbarfüßer hauptsächlich von positiven und neugierigen Reaktionen. Oftmals wird die Barfüßigkeit von Passanten nicht einmal bemerkt.

Dies resultiert sicher auch aus der inneren Einstellung der Dauerbarfüßer. Für Ulrike Röder-Reit war der Barfußtag ein Experiment, und wie sie selbst schreibt, war sie skeptisch, ob ein Supermarktbesuch barfuß machbar sei. Das Gefühl, etwas Besonderes und womöglich nicht gern Gesehenes zu tun, hat sie von Vornherein angreifbarer gemacht, da manch ein streitlustiger Mitmensch solche Unsicherheiten mit feinen Antennen wahrnimmt und sich mit Freude darauf stürzt.

Wer immer barfuß geht, weiß, dass es das für ihn Richtige und etwas völlig Natürliches ist; und das strahlt er auch nach außen hin aus. Ein solches Selbstbewusstsein und die Selbstverständlichkeit im Umgang mit der eigenen Barfüßigkeit lässt viele Passanten gar nicht erst stutzen, so dass, wie mir berichtet wurde, die nackten Füße zum Beispiel in langen Hosen in der Fußgängerzone größtenteils vollkommen unbemerkt bleiben.

Auch die argumentative Basis ist mit viel Barfußerfahrung eine andere, so dass ein Gespräch nicht selten mit dem Wunsch des Gegenübers, es selbst einmal zu probieren, endet.

Die Frage, ob man fast immer und überall schuh- und sockenlos unterwegs sein möchte, muss letztlich jeder für sich selbst beantworten. Bestimmte Berufe erfordern natürlich aus Sicherheitsgründen das Tragen von Schuhen oder gar Sicherheitsschuhwerk, und auch bei Veranstaltungen oder Festivitäten ist es ratsam, sich mit dem Ausrichter abzusprechen. Wirklich abgewiesen wird man jedoch selten.

Die vorangegangenen Kapitel haben gezeigt, dass die positiven Auswirkungen des Barfußlaufens auf die physische und psychische Gesundheit zahlreich sind und wir uns und unseren Füßen mit Schuhen oftmals regelrechte Gewalt antun. Insofern ist auch eine gelegentliche „Befreiung“ der Füße schon ein Gewinn. Wer merkt, wie gut es tut, so etwa durch die Natur zu wandern, wird von ganz allein Lust bekommen, das auszuweiten.

Unnatürliche Untergründe sind aber nicht jedermanns Sache, viele Menschen möchten zudem in der Öffentlichkeit nicht auffallen, haben empfindliche Fußsohlen oder müssen gewisse „Benimmregeln“ am Arbeitsplatz befolgen. Auf zumindest ein annäherndes Barfußgefühl, mit dem sich die positiven gesundheitlichen Auswirkungen zu großen Teilen ebenfalls erreichen lassen, muss man dennoch nicht verzichten. Als gangbare Alternative haben verschiedene Hersteller dafür Minimalschuhe entwickelt. Mehr dazu lesen Sie im sechsten Kapitel.

Im Anschluss aber zunächst die Porträts dreier außergewöhnlicher Männer, die zeigen, *wo* barfuß letztlich doch überall möglich und *was* barfuß alles machbar ist.

V. Besonders barfuß – Drei Porträts

„Ich weiß jetzt, was ich mit den bloßen Füßen alles machen kann.“
(Martl Jung)

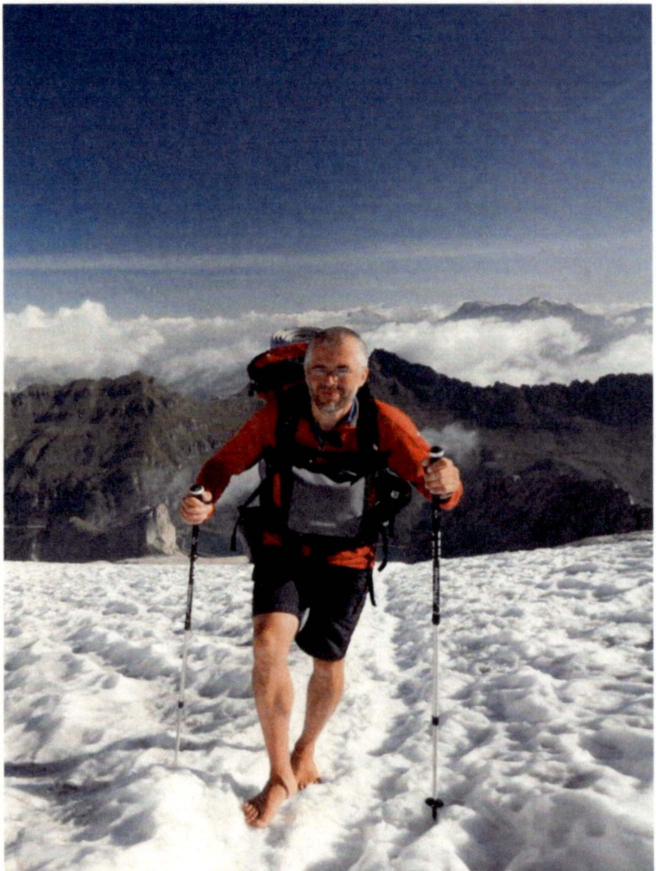

V.1. An die Grenzen und darüber hinaus – Martl Jung

Martl Jung (Bild siehe S. 78) ist Familienmensch und moderner Abenteurer zugleich. 1967 in Garmisch-Partenkirchen geboren, lebt der Fotograf heute mit seiner Frau und drei Söhnen in Murnau im bayrischen Alpenvorland – wenn er nicht gerade irgendwo in der Welt unterwegs ist, um seine Grenzen auszutesten und zu erweitern. So durchquerte er beispielsweise die Sahara mit dem Fahrrad und erkundete sieben Monate lang zu Fuß und mit dem Schlauchboot den Regenwald von Borneo und Guyana.

Eines seiner Abenteuer begann jedoch direkt vor seiner Haustür: 2009 überquerte er die Alpen von München nach Verona und bewältigte dabei in 32 Tagen rund 500 Kilometer und 30.000 Höhenmeter – barfuß. Nicht einmal Notfallschuhe hatte Jung, der seit gut fünf Jahren auch seinen Alltag praktisch komplett unbeschuht verbringt, im Gepäck. Was auf den ersten Blick aberwitzig und gefährlich erscheint, war in Wahrheit gut vorbereitet und Ergebnis eines längeren Prozesses.

Nachdem Jung vor Jahren bemerkt hatte, dass ihm Barfußlaufen einfach gut tut, versuchte er nach und nach „immer ein Stückchen mehr“ und unternahm schließlich auch erste Bergtouren ohne Schuhe. Seinem Naturell entsprechend wollte er bald wissen, was barfuß alles möglich ist und begann, eine Tour über die Alpen zu planen. Um die Leistungsfähigkeit seiner Fußsohlen zu testen, bestieg Jung zur Vorbereitung mehrfach die Zugspitze auf dem Weg durch das Höllental und machte 2008 schließlich eine Probetour von Oberstdorf nach Meran. Sie verlief viel besser als gedacht. Für die knapp 200 Kilometer benötigte er nur sechs Tage, schaffte im Tagesdurchschnitt 2000 Höhenmeter und eine Strecke von 35 Kilometern. „Barfuß wird man einfach nicht müde“, berichtet Jung, und so war er täglich zehn bis fünfzehn Stunden auf den bloßen Füßen unterwegs und die Probe ein voller Erfolg.

Ende Juli 2009 ging es dann tatsächlich von der Münchener Praterinsel aus los, am Mann und im Rucksack 25 Kilogramm Gepäck, bestehend aus Funktionskleidung, einer Persenning, Schlafsack und Isomatte. Die Fotoausrüstung, wasserdicht verpackt, durfte auch nicht fehlen, denn Jung hält seine Abenteuer stets in atemberaubenden Bildern fest. Die geplante Route, „flach im Abstieg, interessant im Aufstieg“, führte Jung über Bad Tölz zur Benediktenwand und von dort über die Zugspitze in das Karwendel. In Tirol ging es dann durch die Zillertaler Alpen und weiter über die Dolomiten mit ihren zahlreichen Klettersteigen, durch die Sella, über den Gletscher der Pian dei Fiacconi auf den 3342 Meter hohen Gipfel der Marmolada. Der Rest des Weges führte über die Lagoraigruppe, den Monte Pasubio und die Monti Lessini und zuletzt durch die Weinbauregion des Valpolicella zum Zielpunkt Verona, den Jung 32 Tage nach seinem Start erreichte.

„Ich weiß jetzt, was man mit den bloßen Füßen alles machen kann", sagte Jung nach der Tour zufrieden und hatte für sich erneut festgestellt: „Täglich fünfzehn Stunden Laufen ist barfuß kein Problem." Grenzen wurden auf dem Weg jedoch auch spürbar. „Die vielen Eisenleitern in der Sella sind anstrengend. Ohne stützende Sohle kostet es auch den geübten Fuß viel Kraft. Dabei lernt man aber auch, sich optimaler am Fels zu bewegen. Ich fühle mich sicherer als in Schuhen, habe besseren Kontakt zum Berg." In der Sella ging es außerdem über ein ehemaliges Korallenriff, und auch das scharfkantige Dolomitengeröll zusammen mit dem steilen Abstieg ab der Marmoladascharte brachte die Fußsohle an die Grenzen der Belastbarkeit. „Ich richte mir bei jedem Schritt die Steine mit dem Fuß zurecht, teste einen möglichen Tritt und trete erst dann mit vollem Gewicht auf, und das bei jedem Schritt. Da gehst du runter im ersten Gang und mit angezogener Handbremse. Da lernst du meditieren." Jung hatte auch Tage, da brannten ihm die Fußsohlen am Abend so sehr, dass er glaubte, am nächsten Tag pausieren zu müssen. Und doch ging es am nächsten Morgen immer wieder weiter.

Neben der Tatsache, dass er sich barfuß am Berg sicherer fühlt, bietet das Barfußlaufen trotz der Strapazen auf manchen Etappen für Jung nur Vorteile. „Nichts scheuert und beengt, man läuft sich keine Blasen, kann nicht umknicken und hat auch keine Probleme mit einer Überhitzung der Füße. Vor allem aber spürt man so viel mehr von der Natur, was man mit Schuhen nicht spürt. Die verschiedenen Temperaturen je nach Tageszeit oder Bodenbeschaffenheit und den Feuchtigkeitsgrad zum Beispiel. Man bekommt auch ein Auge für viele Dinge, die einem sonst entgehen, weil man achtsamer wird. Man sieht Pflanzen, die man vorher schon an einem anderen Ort entdeckt hat und man merkt dabei auch, dass dort der gleiche Boden war, also kälter, feuchter oder trockener. Man ist einfach mehr in Kontakt mit der Gegend, in der man sich bewegt."

Kontakt scheut Martl Jung als Ganzjahresbarfüßer auch mit Schnee nicht. Auf seiner Tour nach Verona freute er sich sogar ganz besonders

auf jedes Schneefeld. Auf dem kompakten Altschnee des Gletschers der Pian dei Fiacconi zu laufen, in dem man nicht einsinkt, bildete einen der Höhepunkte und den angenehmsten Teil. „Da hat man einen weichen Untergrund, bei dem man nicht bei jedem Schritt genau schauen muss, wo man seinen Fuß hinsetzt, der Untergrund gibt nach. Außerdem ist es wohltuend kühl, ich hätte den ganzen Tag so laufen können."
Neben den außergewöhnlichen Naturerfahrungen genoss Jung vor allem auch das Für-Sich-Sein auf den Strecken abseits des Tourismus. Und es ist nur scheinbar ein Widerspruch, dass er genau dort auch seine beeindruckendsten menschlichen Begegnungen hatte. Abseits der Wege hinter den Geisslerspitzen traf er beispielsweise den Künstler Egon Rusina Moroder, der seit dreißig Jahren jeden Sommer für drei Monate knapp unterhalb der Baumgrenze ein kleines Zelt bezieht und mit drei Ziegen und zwei Hühnern einen archaischen Lebensstil pflegt, den die meisten sich gar nicht mehr vorstellen können. „Er hat sich wie ein ruhender Pol in die Szenerie der Landschaft eingefügt, ohne ihr etwas von ihrer Ursprünglichkeit zu nehmen. Dort fühlte ich mich wohl, fühlte mich angekommen, obwohl ich noch nicht am Ziel war."
Diese und andere Geschichten von seiner Tour präsentiert Martl Jung in der Multivisionsshow *Barfuß über die Alpen* zusammen mit einer Vielzahl von Fotos der traumhaft schönen Bergwelt. Im November 2012 wird außerdem ein gleichnamiges Buch im Bergverlag Rother erscheinen, in dem er von seinen Erlebnissen berichtet.
Derweil ist für Anfang Juni 2013 eine neue Tour geplant. 1500 Kilometer quer durch Deutschland, von Flensburg aus über Lübeck zum Harz, durch den Thüringer Wald, den Steigerwald und das Alpenvorland bis auf die Zugspitze soll sie führen. Jung hat sich Tagesetappen von 40 Kilometern vorgenommen. Dass er das hinbekommen wird, wer sollte daran zweifeln?

www.martl-jung.de
www.alpen-barfuss.de
www.deutschland-barfuss.de

V.2. Leben auf freiem Fuß – Dr. Lorenz Kerscher

Für Dr. Lorenz Kerscher (Bild siehe S. 60) bedeutet Barfüßigkeit nichts Besonderes oder Extremes – im Gegenteil. Für ihn ist es etwas völlig Normales und Natürliches, praktisch eine Rückkehr in den Urzustand. „Schließlich bin ich barfuß zur Welt gekommen", schmunzelt er.
Schuhe sind für ihn schon immer Fremdkörper gewesen. Als kleines Kind musste ihm die Mutter die Schuhe mit komplizierten Knoten an den Füßen sichern, da er immer versuchte, sie loszuwerden. Schließlich wurden bei ihm Senkfüße diagnostiziert, und mit den verschriebenen Einlagen wurden ihm die Schuhe regelrecht zur Qual. Als großes Glück bezeichnet er die Empfehlung eines Arztes an seine Mutter, ihn lieber barfuß laufen und Fußgymnastik machen zu lassen. Die in der Familie durchgeführten Übungen brachten Spaß, und nun durfte er auch grundsätzlich immer öfter die Schuhe weglassen. Kerscher machte barfuß Sport und legte auch bei Wanderungen Teile der Strecken schuhlos zurück.
Als Erwachsener behielt Kerscher in der Öffentlichkeit jedoch zunächst lieber die Schuhe an, ließ sich aber gern anstecken, wenn es ein anderer vormachte. So erzählt er: „Als ich mich einem Liebhaberorchester anschloss, ging ich erst einmal mit meinen besten Schuhen hin, denn ich wollte einen guten Eindruck machen. Doch dann sah ich etliche bloße Füße im Probenraum, eine Geigerin stellte sich sogar als Dauerbarfußläuferin heraus. Erfreut ging ich also auch bald dazu über, die Schuhe zu Hause zu lassen."
Inzwischen lässt sich Kerscher schon seit vielen Jahren nicht mehr von Konventionen einengen und nimmt sich die Freiheit, barfuß unterwegs zu sein, wann immer er es mag. Bei Wanderungen in der Natur sowieso, aber auch im Beruf, als er noch als Biochemiker tätig war, konnte er ohne Probleme weitgehend auf Schuhe verzichten. Selbst in den Innenstädten der Metropolen ist er gern unbeschuht unterwegs. „Im ländlichen oder kleinstädtischen Oberbayern ist Barfußlaufen in der warmen Jahreszeit nicht ungewöhnlich und allgemein akzeptiert. In der Großstadt ist das natürlich etwas anderes. Ich habe aber die Erfahrung gemacht, dass die Reaktionen der Leute viel mit dem eigenen Auftreten zu tun haben. Ist man unsicher, weil man meint, es müssten alle schauen, dann schauen sie auch. Und durch die eigene Unsicherheit kommt beim anderen das Gefühl an, dass etwas nicht stimmt. Ist man

jedoch mit seinen baren Füßen ganz selbstverständlich unterwegs, so kann ich nur sagen, dass die überwiegende Mehrheit der Menschen es nicht einmal bemerkt."
Auch gesundheitlich hat Kerscher vom Barfußlaufen profitiert. Nicht nur hat sich die Symptomatik seiner Senkfüße stark gemildert, sondern auch seine Bandscheibenbeschwerden besserten sich zusehends. Erkältungen kennt er fast gar nicht mehr.
Die Freiheit und das Mehr an Lebensqualität und Naturverbundenheit, das Kerscher durch das Weglassen von Schuhen erfahren hat, möchte er auch anderen ermöglichen. „Die Verbindung zwischen Mensch und Natur ist über weite Strecken des Tages unterbrochen. An ihren Arbeitsplätzen nehmen viele Menschen die Natur fast gar nicht mehr wahr, spüren den Windhauch nicht, hören die Vögel nicht, sondern Motoren. Und auch den Boden spüren sie nicht; einmal wegen der Schuhe, aber auch, weil man nur noch auf Asphalt und Betonschichten herumläuft. Das ist für mich kein Leben, hat für meine Begriffe mit Lebensqualität nichts zu tun, sondern ist das schiere Gegenteil davon und ein Produkt unserer industrielastigen Zivilisation."
So kam Kerscher zu seinem Engagement im Bereich der Umweltpädagogik und setzte sich zunächst für die Errichtung eines Barfußpfads in seinem Wohnort Penzberg in Oberbayern ein. Vierzehn verschiedene Stationen hat der 1,8 Kilometer lange Pfad, der in den mehr als zehn Jahren seit seiner Entstehung sehr gut angenommen wurde. Etwa 4000 Menschen nutzen ihn jährlich. Kerscher ist inzwischen Experte auf dem Gebiet und hat an der Entstehung vieler weiterer Pfade mitgewirkt. Auf seiner Internetseite www.barfusspark.info stellt er zahlreiche Informationen für Planer und Betreiber von Barfußpfaden bereit und gibt Einblick in die zahlreichen Gestaltungsmöglichkeiten. Dazu findet sich eine aktuelle Liste der Barfußparks und -pfade in Deutschland, Österreich und anderen Ländern mit teils ausführlicher Beschreibung und zahlreichen Bildern.
Und weil die Erinnerungen an die Fußgymnastik in seiner Kindheit Kerscher immer im Gedächtnis geblieben sind, gibt es auf seiner Internetseite auch dafür einen Bereich, in dem zahlreiche Übungen und geeignete Materialien vorgestellt werden. Zusätzlich hält er Lehrerbildungsseminare zum Thema und hat ein eineinhalbstündiges Programm mit zahlreichen Fußgymnastikspielen entwickelt. Es freut ihn auch, dass barfüßiges Turnen wieder mehr Stellenwert im Schulsport erlangt. „Nur, wenn die Füße frei sind, kann sich das Fußgewölbe von

Kindern richtig entwickeln, und gleichzeitig bessern sich Haltung und Motorik."

Menschen, die schon lange nicht mehr ohne Schuhe unterwegs waren, aber gern mehr barfuß sein möchten, empfiehlt Kerscher: „Man sollte das nicht vom Kopf her als Projekt angehen, sollte sich einfach einfühlen, sich barfuß hinstellen und auf sich einwirken lassen, wie sich der Boden anfühlt, über Gras gehen, mit allen Sinnen die Natur kennenlernen. Und Rat Nummer eins: Einen Barfußpfad besuchen, denn dort kann man entspannt die verschiedensten Untergründe austesten, ohne dass mit unangenehmen Überraschungen gerechnet werden muss, da diese Orte ja gepflegt und instandgehalten werden. Zusätzlich gibt es oft noch Balancierstationen und die Möglichkeit des Wassertretens. Wer hier Erfahrungen gesammelt hat, dem wird klar: In Wahrheit ist die ganze Welt nichts anderes als ein einziger, großer Barfußpark."

www.barfusspark.info

V.3. Barfuß für den guten Zweck – Dietmar Mücke

Seit 1995 sammelt Dietmar Mücke (Bild siehe S. 102) laufend – im wahrsten Sinne des Wortes – Spenden für wohltätige Zwecke, und das mit soviel Hingabe, dass er es inzwischen praktisch hauptberuflich macht. So nennt der Fünfzigjährige ehemalige Bürokaufmann sich heute Fundraiser – Spendenbeschaffer für soziale Einrichtungen.

Auch das Laufen an sich, das der Kerschdorfer seit 1991 intensiv betreibt, hat er zum Beruf gemacht, arbeitet als Lauf- und Motivationstrainer und ist Veranstalter des Chiemsee-Ultramarathons.

Ihren Anfang nahmen die Spendensammlungen mit einem Benefizlauf für die Renovierung eines Kindergartens. Inzwischen kam eine nicht mehr zu beziffernde sechsstellige Summe unterschiedlichsten Zwecken zugute, etwa dem Projekt *Land für Indios*, der Clean Clothes- und PolioPlus-Kampagne, der Tierrechtsorganisation PETA und vielen weiteren Sozialprojekten.

Das Besondere dabei: Dietmar Mücke absolviert seine Benefizläufe barfuß und in Kostümierung. Mit roter Perücke, roter Nase und ebensolchen Wangen läuft er in grüner Hose und gelbem Shirt als Pumuckl Marathons, 6-, 12- und sogar 24-Stunden-Läufe.

Das Kostüm erfüllt seine Absicht des Lenkens der Aufmerksamkeit auf den wohltätigen Zweck mehr als gut – der barfußlaufende Pumuckl ist inzwischen bekannt wie ein bunter Hund. Die Barfüßigkeit passt dabei sowohl zum Kostüm als auch zur Lebenseinstellung des Trägers.

„Ich habe mir damit ein Stück Kindheit und ein großes Stück Freiheit zurückgeholt", sagt der Bayer, der in seiner Freizeit schuhlos unterwegs ist, wann immer es für ihn passt. „Schließlich ist es etwas ganz Natürliches." Auf seine langen Barfußläufe bereitet er sich daher auch nicht speziell vor. Einem Trainingsplan möchte er sich sowieso nicht unterwerfen, denn das hätte etwas von Zwang an sich, und davon möchte Mücke sein Leben weitgehend freihalten.

„Auf die Idee, barfuß zu laufen, brachten mich meine Kinder. Ich probierte es aus und es ging wunderbar." Und so bringt er es inzwischen – Stand April 2012 – auf 65 auf diese Weise gelaufene Marathons und 30 Ultramarathons, darunter neun 24-Stunden-Läufe. Schier unglaublich, wenn man bedenkt, dass der Mann insgesamt, beschuhte Läufe mitgezählt, auf ein Pensum von 120 Marathons und über 300 Ultramarathons, darunter ein 48-Stunden-Lauf, 34 24-Stunden-Läufe sowie 192 Chiemsee-Umrundungen kommt. Diverse andere Laufveranstaltungen noch gar nicht mit eingerechnet.

„Die Energie, die ich investiere, bekomme ich bei einem Lauf von den Leuten meist x-tausendfach zurück“, sagt Mücke dazu lachend. Begegnungen mit Menschen sind ihm wichtig – und die Menschen begegnen ihm gern. Zuschauer und andere Sportler feuern ihn bei den Veranstaltungen begeistert an, lassen sich mit ihm fotografieren und fragen interessiert nach der Geschichte hinter dem Pumuckl.

Obwohl er das Laufen erst im Alter von neunundzwanzig Jahren für sich entdeckte, konnte er zahlreiche Erfolge damit feiern. 2005 war er beispielsweise Deutscher Meister im 24-Stunden-Lauf. 2000 stellte er mit 122 zurückgelegten Kilometern einen Guinness-Weltrekord im 24-Stunden-Barfußlauf auf Asphalt auf, den er 2005 auf 145,869 Kilometer verbesserte.

Auch zum Weltenbummler ist er durch sein Engagement geworden. So standen etwa, neben zahlreichen Läufen in Deutschland und Österreich, 2010 der Marathon in Rom, 2011 der in Luxemburg und 2012 der Antalya-Marathon im Terminkalender des barfüßigen Kobolds. Letzterer bereits zum vierten Mal. Im September 2012 wird erstmals auch der Spartathlon von Athen nach Sparta über 246 Kilometer an der Reihe sein. Genaue Termine und viele weitere Infos rund um die Themen Laufen und Barfuß lassen sich auf der Internetseite www.laufmalwieder.de nachlesen.

Als Brücke zwischen barfuß und beschuht läuft Mücke inzwischen häufig in den *NakedShoes* der NakedShoes UG. Die minimalistischen Lauf-Sandalen sind denen der Tarahumara-Indianer nachempfunden.

„Die strapazierfähige Sohle mit dem weichen Schnürsenkel behindert und beschwert nicht, schützt den Fuß aber gleichzeitig. Das Empfinden ist wie beim Barfußlaufen, nur wesentlich schmerzfreier, gerade bei längeren Läufen“, sagt Mücke. „Im Gegensatz zu den in NakedShoes zurückgelegten Kilometern gehen Barfußläufe von Marathondistanz und darüber hinaus nicht immer spurlos an den Füßen vorbei. Solange die Menge einen beflügelt, merkt man kaum etwas. Doch im Ziel, abseits des Publikums und ohne deren Energie, kann es schon mal vorkommen, dass man aufgrund der brennenden Fußsohlen plötzlich meint, kaum noch gehen zu können.“

Warum er das alles trotzdem macht? „Das Laufen ist halt mein Ding und der Pumuckl wohl meine Berufung. Sein Wesen ist das meine“, lautet, mit einem Augenzwinkern, Mückes Begründung. Und er hat zweifelsohne Recht damit.

www.laufmalwieder.de

VI. Gangbare Alternative – Barfußschuhe

„Der Schuh muss sich dem natürlichen Fuß anpassen.“
(Thorsten Ludwig)

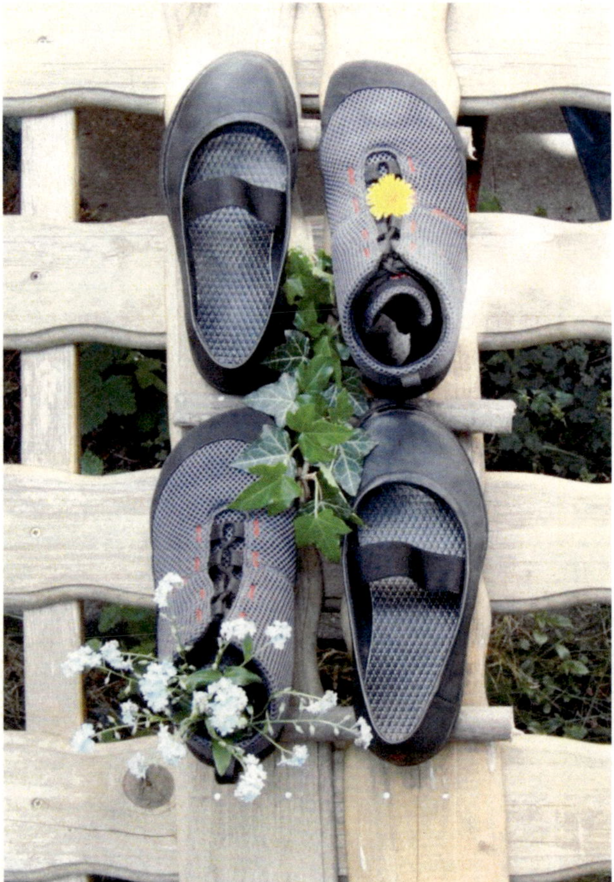

VI.1. Idee und Konzept der Barfußschuhe

Nachdem man erkannt hatte, was herkömmliche Schuhe mit unseren Füßen anrichten können, entwickelten verschiedene Hersteller so genannte Minimal- oder Barfußschuhe, die den Füßen die nötige Bewegungsfreiheit für einen natürlichen Gang *wie barfuß* lassen und/oder den Aufbau der unterentwickelten Muskulatur fördern sollen.

Diese Schuhe bieten denjenigen, die gern dauerhaft baren Fußes unterwegs wären, es aber aus verschiedenen Gründen nicht sein können, eine wunderbare Alternative. Wer zum Beispiel am Arbeitsplatz aufgrund von Kundenkontakt Schuhe tragen muss, fällt so in bestimmten Modellen nicht auf und kann dennoch von vielen Vorteilen des Barfußlaufens weiterhin profitieren.

Gerade auch für Anfänger, die noch gewisse Ängste bezüglich Verletzungen oder Kälte haben, sind Minimalschuhe bestens geeignet. Der Fuß wird durch eine dünne Sohle ohne Sprengung vor Verunreinigung und Verletzung geschützt, und umhüllt von leichtem Stoff oder Leder sind auch tiefere Temperaturen erträglicher.

Allerdings unterscheiden sich die Minimalschuhe verschiedener Marken und Modelle teilweise sehr, und manche davon haben mit dem Barfußlaufen letztlich nicht mehr wirklich viel zu tun.

Darunter fallen zum Beispiel die MBT®-Schuhe. Diese Schuhe sollen die Ausgleichsbewegungen der barfüßigen Massai auf unebenem Boden nachahmen. Dies wird durch die konvex geformte und in Laufrichtung abgerundete Sohle erreicht, in die zudem ein Fersenweichteil eingefügt ist. Das führt zu Instabilität in Stand und Gang, so dass der Körper aktiv im Gleichgewicht gehalten werden muss. Ob diese Schuhe wirklich die Koordinationsfähigkeit fördern, ist umstritten. Sie gezielt eine halbe Stunde am Tag zu tragen, kann möglicherweise zur Kräftigung der Muskulatur hilfreich sein; als Freizeit- oder Alltagsschuh sind sie eher nicht geeignet. Vor allem kann ein annäherndes Barfußgefühl bei der Dicke und Form der Sohle erst gar nicht zustandekommen.

Wer einen Schuh sucht, der durchschlagsicher ist und vor Temperatureinflüssen schützt, dem Barfußlaufen aber möglichst nahekommt, sollte darauf achten, dass kein Absatz vorhanden und die Sohle dünn genug ist, um Empfindungsrückmeldungen über den Untergrund zuzulassen und einen natürlichen Laufstil zu gewährleisten.

Wichtig ist auch, dass die Schuhe leicht sind und den natürlichen

Schwerpunkt des Fußes nicht verlagern. Das kann man testen, indem man schaut, ob der Schuh sich mit einem Finger zwischen Ferse und Zehen ausbalancieren lässt.
Die Zehen-Einbuchtung des Schuhs sollte breit genug sein, damit die Zehen sich beim Abstoßungsvorgang vom Boden ausbreiten können, und auch generell muss der Fuß ausreichend Bewegungsfreiheit haben.
Vivobarefoot® etwa hat eine Vielzahl von Modellen im Angebot, die mit drei bis fünf Millimeter dicken Sohlen das Erspüren des Untergrunds noch erlauben und durch ihr Design zu den verschiedensten Anlässen tragbar sind und auch die modebewusste Damen- und Herrenwelt zufriedenstellen. Auf die Umweltverträglichkeit der einzelnen Komponenten legt das Unternehmen großen Wert, und Teile der Schuhe sind aus recycletem Material hergestellt.
Die Vibram® FiveFingers® passen sich vollkommen der Form des Fußes an und sitzen wie eine zweite Haut. Es sind praktisch Handschuhe für die Füße; so wie auch in Zehensocken wird jeder Zeh einzeln untergebracht. Die Gummisohle ist etwa vier Millimeter dick und besonders rutschfest. Es gibt zahlreiche verschiedene Modelle, die vor allem im Outdoor-Sport getragen werden. Im Folgenden wird dazu ein Testbericht von Dr. Verena Liebers zu lesen sein.
Gegen einen Einsatz im Alltag spricht nichts, außer dass man mit diesem Minimalschuh wahrscheinlich mehr auffällt als barfuß und er für das Tragen im Beruf somit für viele Menschen eher ungeeignet ist.
Gut und unauffällig im alltäglichen Gebrauch sind die Sole Runner®. Zwar sind die meisten Modelle auch eher sportlich gehalten, doch in Grau oder Schwarz passen sie sich sehr gut auch einem Büro-Outfit an. Dabei bieten sie mit nur 1,5 Millimetern Dicke die dünnste Sohle überhaupt. Was die Sensorik angeht, ist hier tatsächlich kaum ein Unterschied zum Barfußlaufen wahrzunehmen. Mehr über diesen Barfußschuh können Sie im Interview mit dessen Entwickler Thorsten Ludwig lesen; der Chiropraktor Kai Haselmeyer hat den Schuh außerdem getestet.
Nur aus einer Vibram®-Sohle und Schnüren, die sie am Fuß halten, bestehen die NakedShoes. Sie sind den Sandalen des als Superlangstreckenläufer bekannten Indianervolks der Tarahumara nachempfunden und speziell auch für lange Läufe geeignet.
Noch minimaler kommt der vornehmlich für den Laufsport gedachte Freeheel Running Pad® daher. Hier findet sich eine Sohle nur unter dem Vorfuß, begründet darauf, dass beim natürlichen Lauf überwiegend

dieser Teil des Fußes beansprucht wird und somit auch nur dieser bei langen Läufen Unterstützung benötigt. Dem Rest des Fußes soll bei diesem Modell größtmögliche Freiheit gewährt werden.
Auch die großen Sportschuhhersteller haben auf das wachsende Bewusstsein für gesundes Laufen reagiert; Marken wie Nike und Adidas haben inzwischen ihre eigenen Barfußschuhe im Angebot, die komplette Vielfalt kann im Rahmen dieses Buches jedoch nicht vorgestellt werden. Wichtig ist es in jedem Fall, die zu Anfang dieses Kapitels aufgezählten Kriterien beim Schuhkauf zu berücksichtigen.

VI.2. Einsatzbereiche

So gut wie alle oben genannten Modelle finden besonders im Bereich des Sports ihren Einsatz. Läufer stellen ihren Stil um oder nutzen die Schuhe, wie andere Sportler auch, zur Stärkung der Muskulatur und Verbesserung der Sensomotorik. Diese Punkte kommen auch im Bereich der Medizin zur Anwendung; Kliniken und Physiotherapeuten nutzen die Schuhe zum Beispiel im Bereich der Rehabilitation, wie auch das letzte Kapitel noch zeigen wird.
Sie bieten aber auch im Alltag eines jeden die Möglichkeit, den Erdboden wieder zu spüren und etwas für die Gesundheit zu tun, wenn man nicht immer baren Fußes unterwegs sein kann oder will. Die Auswahl ist inzwischen so groß, dass sich für jeden Anlass und jede Witterung ein passendes Modell finden lässt.

VI.3. „Wir wollen dem Barfußgefühl so nah wie möglich kommen und den Fuß gleichzeitig schützen." – Ein Interview mit Sole Runner®-Entwickler Thorsten Ludwig

Thorsten Ludwig ist Inhaber der Sales & Marketing Agentur Arktos Consulting. In seinem Online-Shop vertreibt er Minimal Footwear der verschiedensten Marken. Natürliches Gehen und Laufen ist ihm ein großes Anliegen, und so entwarf er 2011 auch eine eigene Marke, den Barfußschuh Sole Runner®.

www.barfusslaufen.com

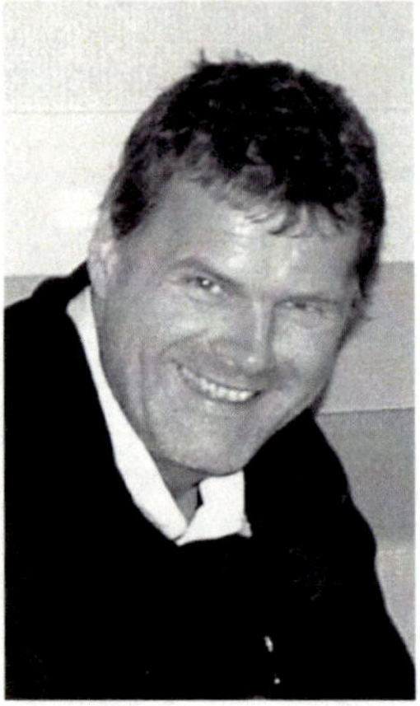

K. K.: Herr Ludwig, Sie sind Inhaber des Online-Shops barfusslaufen.com und haben mit Arktos Consulting einen eigenen Barfußschuh, den Sole Runner®, entwickelt. Wie kam es dazu, was war da der berufliche und vielleicht auch private Hintergrund?

T. L.: Ich bin praktisch im Schuhkarton geboren, schon meine Eltern hatten Schuhgeschäfte. Am Thema Barfußschuhe bin ich mit meiner Firma seit mehr als sechs Jahren dran, wir haben die FiveFingers® in Deutschland mit eingeführt. Damals haben die Händler gelacht und fanden die Schuhe nur lustig, also haben wir unseren eigenen Online-Shop eröffnet. Mit 36 Paar Schuhen haben wir angefangen, und heute verkaufen wir mehrere tausend Paar Schuhe allein in diesem Bereich.

Minimalschuhe bzw. Minimal Footwear, ein Terminus, den wir damals ins Leben gerufen haben, weil die Verbraucher bei dem Wort Barfußschuhe noch an normale Schuhe oder Sandalen dachten, die man barfuß trägt – inzwischen hat sich das geändert – ist ein Sektor in der Schuhbranche, der stark wächst. Mittlerweile gibt es mehrere Hersteller, die Schuhe unter der Bezeichnung Minimal Footwear herstellen und viele Händler, die sie verkaufen. Nicht jeder dieser Schuhe verdient den Namen wirklich, weil eine acht bis zehn Millimeter starke Sohle unserer Meinung nach nicht mehr minimal zu nennen ist und die Entwicklung eines Barfußgefühls darin praktisch nicht möglich ist. Um uns davon abzuheben, weil uns genau das nämlich sehr wichtig ist, sind wir mit der Entwicklung unserer eigenen Marke, der Sole Runner®, wieder zu dem Begriff Barfußschuh zurückgekehrt.
Ich selbst habe früher intensiv Sport betrieben und bin mit einer Größe von 1,90 m und knapp 100 kg nicht gerade das, was man eine Gazelle nennt. Gelenkprobleme und Arthrose in den Knien ließen nicht auf sich warten und oftmals stand ich früher morgens aus dem Bett auf wie ein 80-Jähriger. Ich merkte dann aber am eigenen Leib, dass diese Beschwerden einige Zeit, nachdem ich mit dem Barfußlaufen bzw. mit dem Tragen von „echten“ Minimalschuhen angefangen hatte, deutlich weniger wurden. Heute jogge ich sogar wieder in Barfußschuhen. So war das Ziel bei der Entwicklung der Sole Runner® dann ein Schuh, mit dem man dem Barfußlaufen möglichst nahe kommt. Wir wollten einen Schuh, der die gleichen Vorteile bietet wie tatsächliches Barfußlaufen und der die Fußsohle dabei dennoch vor Verletzungen oder Temperatureinflüssen schützt.

K. K.: Auf welche Weise gewährleisten die Sole Runner® das? Was ist das Besondere an ihnen?

T. L.: Wir sind heute in einer Zeit, in der sich der Fuß dem Schuh anpassen muss, und das stellen wir in Frage. Für uns lautet die Devise: Der Schuh muss sich dem natürlichen Fuß anpassen. Da die Sole Runner® eine nur 1,5 mm dünne Sohle haben, kommen sie der Barfüßigkeit so nah wie nur möglich. Beim Gehen hinterlässt man damit auch keinen Abdruck in Form der Schuhsohle, sondern tatsächlich seinen eigenen Fußabdruck.
Die Sole Runner® sind außerdem breiter als normale Schuhe, so dass der Fuß und die Zehen nicht eingeengt werden und sich natürlich bewegen

können. Die extrem abriebfeste Sohle schützt den Fuß, ohne ihn zu stützen, so dass man automatisch in ein natürliches Gehen kommt, was schon bei Schuhen mit kleinen Absätzen nicht mehr gewährleistet ist. Die Abrollbewegung normalisiert sich und man tritt nicht mehr hart und die Gelenke belastend mit der Ferse auf. Gleichzeitig spürt man im Sole Runner® die Unebenheiten des Untergrunds besonders gut. Dies ermöglicht einen sicheren Stand, trainiert und stärkt wie beim Barfußlaufen die Fuß- und Beinmuskulatur und wirkt sich auf die gesamte Körperhaltung positiv aus.

K. K.: Wer sind die typischen Abnehmer für Ihre Schuhe?

T. L.: Das sind einmal die ambitionierten Sportler, hauptsächlich Läufer, die Natural Running betreiben und auf einen schonenderen Laufstil umstellen möchten, aber auch andere wie z.B. Radfahrer, Motorradfahrer oder Wanderer, die geringes Packmaß benötigen, wofür der Sole Runner® mit knapp 150g Gewicht ebenfalls optimal geeignet ist.
Eine weitere wichtige Anwendergruppe haben wir in der Medizin. Wir arbeiten häufig mit Physiotherapeuten und Kliniken zusammen, die unsere Schuhe für die Unterstützung der Rehabilitation ihrer Patienten im Einsatz haben. Der Muskelaufbau wird, wie gerade schon beschrieben, unterstützt; ein in der Hinsicht geschwächter Patient steht schneller wieder aufrecht und fest auf den Beinen. Gleichzeitig fühlt er sich bei Übungen durch die Sohle geschützt. Nicht zuletzt gibt es noch die naturbewussten Menschen, die gern den Boden unter den Füßen spüren, möglichst natürlich leben wollen und dabei auch etwas für ihre Gesundheit tun möchten.

K. K.: Die Nachfrage nach Minimalschuhen wird immer größer, und so sind Sie auch dabei, neue Modelle zu entwickeln. Worauf darf der Kunde sich in nächster Zeit freuen?

T. L.: Aktuell sind gerade neue Modelle herausgekommen, die eine etwas andere Schuhform haben, um damit den Menschen mit besonders schmalen Füßen entgegenzukommen, denn man sollte auch nicht das Gefühl haben, in dem Schuh zu „schwimmen“. Auch das Design ist ein bisschen modischer und die Farbpalette erweitert, aber immer noch sportlich. Grundsätzlich geht es uns im Wesentlichen darum, orthopädische Erkenntnisse umzusetzen, denn der Fuß soll sich wohlfühlen.

Im Sommer 2012 werden wir einen besonderen Stiefel vorstellen, den man sich je nach Temperatur so, wie man es braucht, passend herrichten kann. Einen im Beruf unauffällig tragbaren Schuh mit Barfußeigenschaften zu haben, etwa aus Leder, ist ein Wunsch, der schon oft von Kunden an uns herangetragen wurde. Und so werden wir zum Sommer auch eine Business-Variante der Sole Runner® vorstellen, mit der gleichen Sohle, aber vom Obermaterial nicht so sportlich gehalten.

VI.4. Als Fingerfüßer unterwegs – Die FiveFingers® im Test von Dr. Verena Liebers

Dr. Verena Liebers ist Biologin, Schriftstellerin, Künstlerin und begeisterte Langstreckenläuferin und Triathletin. Unter anderem schrieb sie das Buch *Abgetaucht - Anekdoten aus dem Triathlon,* erschienen im Agon Sportverlag.

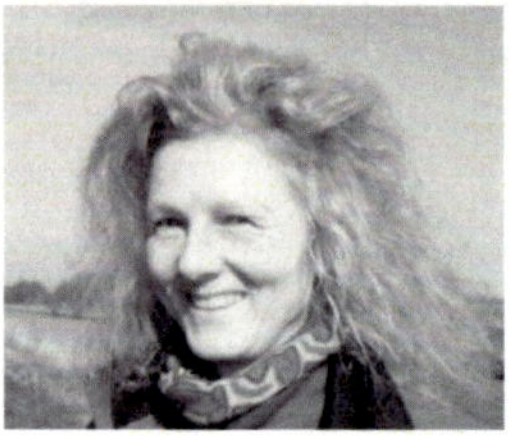

www.vigli.de

Früher dachte ich, die meisten Leute sehen mir ins Gesicht, die Herren vielleicht auch etwas tiefer. Aber die Wahrheit ist: Sie schauen auf meine Füße. Seitdem ich die orange-farbenen FiveFingers® trage, werde ich nicht mehr mit „Hallo“, sondern mit Gelächter begrüßt. Kein schlechter Anfang für eine Begegnung, es passt zu meinen vergnügten Füßen.
Angeblich haben alle Frauen einen Schuh-Tick, aber ich ticke da vielleicht ein bisschen anders. Die Schuhe müssen für mich weniger zum Kleid, als mehr zu den Füßen passen. Seit ich zwölf Jahre alt bin, laufe, wandere und renne ich für mein Leben gern. Deswegen interessiert mich alles, was zur Fortbewegung auf zwei Beinen gehört. Da ich im Großstadtdschungel lebe, stellt sich vor allem die Frage: Wie beschütze ich meine Füße, ohne sie zu verbiegen? Dieses Wunderwerk aus Sehnen, Knochen, Muskeln und Gelenken verdient meiner Meinung nach allerhöchsten Respekt. Zudem möchte ich nicht mühsam auf Stöckelschuhen balancieren, sondern hüpfen, tanzen, schweben, laufen – und das auch gerne mal länger als nur Marathon. Folglich habe ich mich in den letzten Jahrzehnten schon durch einige Sportschuhe getestet. Probleme hatte ich selten, vielleicht auch, weil mich die Begeisterung trägt. Aber gerade für Ultra-Läufer hängt das Damoklesschwert einer möglichen Überlastung immer in Reichweite. Mein wichtigstes Gegenrezept heißt: Abwechslung. Mindestens drei Paar Laufschuhe stehen parallel im Regal und zusätzlich ist Barfußlaufen die

Kür jeden Trainings.
Angesichts meiner mit Glassplittern, Kieselsteinen und Hundekot verzierten Umwelt beschränke ich die wirklich nacktfüßigen Momente allerdings auf überschaubare Areale wie den Garten, das Schwimmbad oder den Strand. Sommertags mit nackten Füßen durch eine feuchte Wiese zu gehen, auf einer glitschigen Schnecke auszurutschen oder im Watt bis zu den Knöcheln einzusinken, das ist und bleibt unersetzlich.
Aber um sich solch kostbaren Momenten wenigstens anzunähern, sind die FiveFingers® eine gute Möglichkeit. Finger an den Füßen sind dafür nicht notwendig, meine normalen Zehen genügen. Um diese Handschuhe für den Fuß anzuziehen, bedarf es allerdings ein wenig Ruhe und Geduld. Schließlich sind Zehen eben keine Finger, sie sträuben sich meistens etwas, in ihre Umhüllung zu schlüpfen. Das ist aber mit ein bisschen Übung schnell gelernt und dann darf der Fingerfüßer das neue *Wie-barfuß-Feeling* fühlen.
Wie-barfuß ist nicht barfuß. Wer noch nie an einem heißen Sommertag auf Asphalt gerannt ist, weil es zum Stehenbleiben zu heiß war, der hat etwas verpasst. Punktum. So etwas lässt sich mit Vibram®-Sohlen nicht nacherleben, auch wenn die üblichen Dämpfungs- und Polsterelemente fehlen. Aber nichtsdestotrotz wird den Füßen in den Fingerlingen einiges geboten. Die Zehen sind frei beweglich, der Untergrund mit seinen Wurzeln und Steinen ist zu spüren, ohne zu verletzen.
Sobald ich zu rennen beginne, verwandle ich mich mit den FiveFingers® automatisch zur Vorfußläuferin, ganz so, als wäre ich ohne Schuhe unterwegs. Zehen und Ballen sind dafür geschaffen, als erste die Umgebung zu ergründen, und mit den Fußhandschuhen fällt ihnen das auch wieder ein. Überhaupt steht das Schauen und Wahrnehmen plötzlich wieder mehr im Vordergrund. Während ich mit anderen Sportschuhen blindlings über fast jeden Untergrund rennen kann, ohne mich darum zu kümmern, ist eine erhöhte Wachsamkeit nun unbedingt notwendig. Während Wiesen und Matsch mich wolllüstig schweben lassen, kann ein grober Stein durchaus schmerzhaft sein. Längere Strecken bin ich mit den Füßlingen noch nicht gelaufen. Einerseits, weil mir die Muskeln zum Vorfußlaufen fehlen und andererseits, weil ich die bisherigen Schuhmodelle für wirklich sinnvolle Erfindungen halte. Wenn ich 63 km rund um Remscheid laufe oder 50 km durch den Bottroper Herbstwald, dann möchte ich nicht jede Wegmarke persönlich kennen lernen.
Aber zwischen barfuß und gedämpfstützt liefern die FiveFingers® eine neue Erlebniswelt, die Waden und Fußmuskeln gut trainiert. Im Übri-

gen sind sie leicht und passen als Freizeitschuh in jedes Handgepäck. Farblich gibt es außer meiner Entenvariante auch Schwarz- und Grautöne zur Auswahl. Aber Donald Duck hat schließlich ein Millionenpublikum erobert. Insofern darf mein Schuh-Tick-Trick-Track gerne quietsch-orange meinen zukünftigen Läuferweg beleuchten.

VI.5. „Mehr barfuß geht nur barfuß.“ – Die Sole Runner® im Test von Kai Haselmeyer

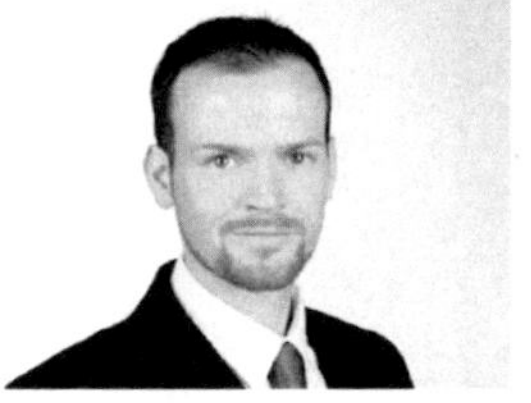

Kai Haselmeyer ist Leiter der Chiropraxis Göttingen, dem Zentrum für amerikanische Chiropraktik und funktionelle Osteopathie. Er ist außerdem der Begründer der Arthropraktik-Methode.

www.chiropraktik-goettingen.de

Als Chiropraktor beschäftige ich mich in meiner Arbeit hauptsächlich mit Störungen des Bewegungsapparates und des Nervensystems, die durch Verschiebungen und Blockierungen von Gelenken (Subluxationen) entstehen. Durch kleine und größere Unfälle und auch durch tägliche Fehlhaltung (viel Sitzen am Arbeitsplatz, viel Autofahren und allgemeiner Bewegungsmangel) können sich Gelenke aus ihrer natürlichen Position verschieben oder in einer bestimmten Position blockieren.
Der Körper versucht dies auszugleichen, was zu weiteren Fehlstellungen führt. Langfristige Folge ist ein fortschreitender Verfall der aufrechten Körperhaltung und eine massive Störung des Nervensystems durch Druck bzw. Zug auf die Nerven sowie durch eine gestörte Kommunikation zwischen Zentralem Nervensystem und den Gelenkrezeptoren.
Folgen sind eine allgemein eingeschränkte Leistungsfähigkeit und Beschwerden wie z.B. Kopfschmerzen, Rückenschmerzen, Hüftprobleme, Schulter- bzw. Armbeschwerden, Bandscheibenvorfälle und Störungen von Nervensystem und inneren Organen. Ziel meiner Arbeit ist es, durch sehr feine, gezielte Handgriffe die Gelenke wieder korrekt auszurichten, den Druck vom Nervensystem zu nehmen, die Körperhaltung zu normalisieren und somit dem Organismus zurück zu Gesundheit und Balance zu verhelfen.
Wie passen Barfußschuhe, speziell die Sole Runner®, in dieses Kon-

zept?
Nun, Statik beginnt bei den Füßen. Absätze an Schuhen stellen eine große Störquelle für die menschliche Körperstatik und das Gehverhalten dar. Sie fördern einen übertrieben fersenbetonten Gang und bereits im Stand wird das Körpergewicht nicht korrekt über die Fußsohle verteilt, sondern durch den erhöhten Absatz nach vorn verschoben. Das Becken folgt und schiebt sich mit nach vorn.
Dies sorgt für einen ungünstigen Winkel im Übergang zwischen Becken und Lendenwirbelsäule. Dort geraten die Bandscheiben unter Druck, was der Körper wiederum ausgleicht, indem er die Brustwirbelsäule rundet und den Kopf nach vorn verschiebt. So ist der Druck auf den unteren Bandscheiben wieder geringer, aber die aufrechte Körperhaltung verfällt, was langfristig zu Schäden in Brustwirbelsäule und Halswirbelsäule führt.
Der Sole Runner® ist der ultimative Barfußschuh. Mehr barfuß geht nur barfuß. Durch die extrem dünne Sohle kann der Fuß natürlich abrollen. Man geht automatisch korrekt, auch weil ein fersenbetontes Laufen ohne Polsterung schmerzhaft ist. Die hochkomplizierte und leistungsfähige Fußmuskulatur kann wieder richtig arbeiten, die unzähligen Nervenenden, die den Kontakt zum Boden und die Orientierung vermitteln, können ihre Aufgabe erfüllen.
Mit dem Sole Runner® kann sich der Fuß frei entfalten und ist trotzdem vor Dreck und spitzen Gegenständen geschützt. Die Muskeln lernen wieder zu arbeiten und die Nerven melden wieder unzählige Informationen über den Untergrund, Bodenkontakt und Abrollverhalten ans zentrale Nervensystem.
Die Körperhaltung wird automatisch natürlicher aufgerichtet, was unter anderem zu einer verbesserten Atmung führt und für mehr Raum bzw. Entfaltungsmöglichkeit für die Organe im Brustkorb sorgt. Besonders im Verlauf der Heilung von strukturellen Störungen ist dies wichtig. Wenn meine Patienten zum Beispiel über viele Jahre einen funktionellen Beckenschiefstand, das heißt eine Verschiebung und Blockierung in den Beckengelenken, hatten, haben sich in der Regel die Füße dadurch verändert. Es kommt unter anderem zu einer Absenkung des Fußgewölbes auf einer Seite.
Nachdem der Beckenschiefstand von mir korrigiert wurde, kann sich das Fußgewölbe viel schneller wieder aufrichten, wenn die Fußmuskulatur genutzt wird. Dies fördert das Barfußlaufen. Der Körper kann während und nach der chiropraktischen Therapie seine Ausrichtung besser wie-

derfinden und halten, wenn möglichst viel Bewegungsinformation (Propriozeption) geliefert wird. Sich viel, umfassend und vor allem natürlich zu bewegen ist dafür wichtig. Auch hier helfen die Sole Runner® bei der Regeneration.
Deshalb empfehle ich meinen Patienten, möglichst viel barfuß zu laufen. Die Sole Runner® geben dafür im Alltag eine perfekte Möglichkeit. Jeder Schritt wird zum propriozeptiven Training und zu einem Schritt zurück zu einem natürlichen, gesunden Bewegungsverhalten. Und so trage auch ich selbst die Schuhe gern in der Freizeit und beim Fitnesstraining.

VII. Weniger für mehr – Barfuß im Sport

„Das Laufen barfuß oder in Minimalschuhen fordert den Fuß stärker, weil Stützung und Führung wegfallen.“
(Dr. Frank Hofmann)

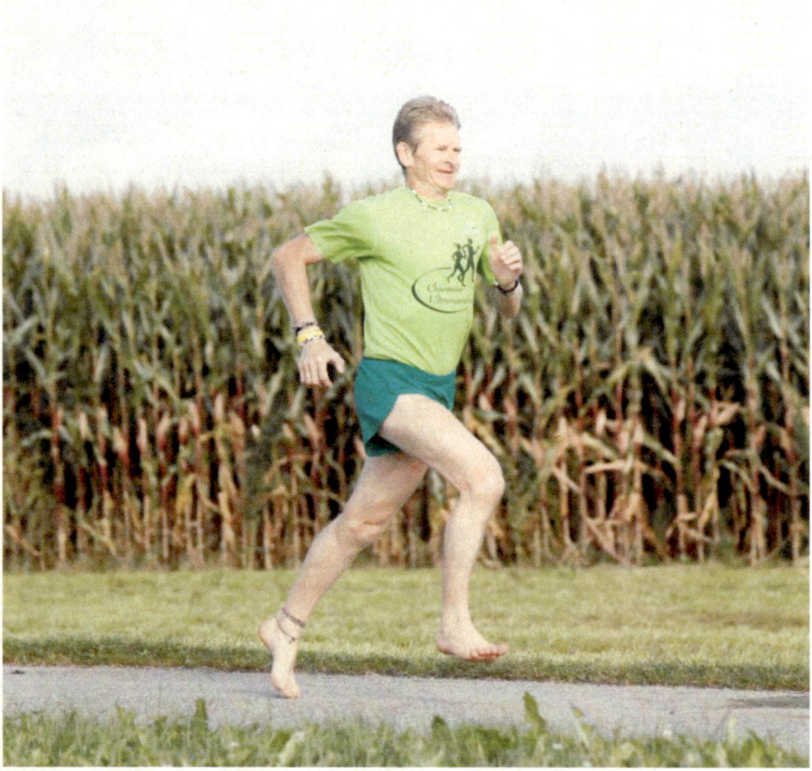

VII.1. Natural Running

Die Evolution hat den Menschen zu einem perfekten Ausdauerläufer gemacht. Daher ist es nicht verwunderlich, dass der Laufsport so beliebt ist. Er fördert nicht nur unsere körperliche Gesundheit auf vielfältige Weise, sondern auch die Stimmung wird aufgehellt.
Forscher fanden heraus, dass letzterer Effekt zwar zum Teil durch Endorphinausschüttung zu erklären ist, diese jedoch nicht ausreicht, um eine so starke Wirkung zu begründen. Vielleicht erklärt dieser Effekt sich zum Teil auch daraus, dass wir unbewusst wahrnehmen, dass wir beim Laufen genau das tun, wofür die Evolution uns vorgesehen hat, auch wenn wir bei langen Läufen kein Wild mehr hetzen, sondern andere Ziele vor Augen haben.
Seit einigen Jahren erfreut sich das *Natural Running* immer größerer Beliebtheit. Gemeint ist damit ein natürlicher Laufstil, der unserer Anatomie entspricht. Sowohl das so genannte *Barefoot Running* als auch das Laufen in Minimal- oder Barfußschuhen fällt darunter. Die Laufschuhindustrie hat bereits auf den Trend reagiert; Barfuß- und Natural Running Schuhe hatten 2011 schon einen Marktanteil von 14,2 Prozent. Um zu verstehen, wie es zu dieser Entwicklung kam, muss man zunächst einen Blick auf die Geschichte des Laufsports werfen.
Als Abebe Bikila 1960 barfuß den Marathon gewann, gab es auf dem Markt noch keine speziellen Schuhe für Langstreckenläufer. Die meisten Athleten liefen in Allround-Sportschuhen ohne besondere Dämpfung oder stützende Konstruktionen. Auf langen Strecken und harten Untergründen häuften sich Knie- und Rückenprobleme, denn die Sehnen, Gelenke und Knochen von Läufern sind hohen Belastungen ausgesetzt, bei jedem Schritt etwa dem Dreifachen des Körpergewichts. Ende der 60er Jahre fanden schließlich die ersten gedämpften Schuhe mit dem Ziel, das Verletzungsrisiko zu verringern, ihren Weg in die Schuhläden.
Anfang der 70er Jahre brach dann eine regelrechte Fitnesswelle aus und Laufen in Form von Jogging wurde zu einer Massensportart, der auch der Untrainierte nachkam. So stieg die Zahl der Verletzungen weiter und der Laufsport wurde zu einem lukrativen Geschäft, in dem die verschiedenen Hersteller in Konkurrenz zueinander nach Lösungen suchten, die die Probleme minimieren sollten.
1979 kam dann der erste Laufschuh mit Luftdämpfung auf den Markt, der *Nike Air*. Er wurde zu einem großen Erfolg, und von da an entbrann-

te der Technologie- und Marketing-Wettkampf erst recht.
Immer neue Plastik- und Schaumverbindungen wurden entwickelt, um den Fuß zu stützen und die Sohle zu dämpfen. Es wurden Spiralen in die Schuhe eingebaut, die Luftdämpfung perfektioniert, sogar aufpumpbare Schuhe und solche mit integriertem Mikrochip, der den Schuh während des Laufs an den Stil seines Trägers anpassen sollte, wurden erfunden.
Doch trotz der High-Tech-Schuhe ging die Zahl der Laufverletzungen nicht zurück. Heute weiß man, dass Schuhe mit zu weicher Dämpfung und steifen Stützelementen sogar neue Probleme verursachen, zum Beispiel an der Achillessehne. Die in Kapitel 1 erwähnte Energieumsetzung funktioniert bei zu starker Dämpfung nicht mehr korrekt, die Energie wird vergeudet, das Laufen kräftezehrender und somit belastender.
Ein weiteres Problem ist, dass der Bau der modernen Joggingschuhe mit ihrer dicken Sohle und der zusätzlich erhöhten Ferse – um die Dämpfungselemente unterbringen zu können – einen unnatürlichen Laufstil fördert, der nicht nur ebenfalls energieraubender ist, sondern den Körper wiederum stärker belastet.
Dies zeigte Daniel Lieberman, Professor für Biologie an der Harvard-Universität in Boston. Er verglich im Rahmen seiner Studien zum menschlichen Fuß zusammen mit einem internationalen Forscherteam Laufstil und Energetik von insgesamt 73 erwachsenen und jugendlichen Läufern aus Kenia und den USA und publizierte die Ergebnisse 2010 in der Zeitschrift *Nature*.
Die Testpersonen liefen entweder seit Jahren in Laufschuhen oder schon immer barfuß, so wie etwa die kenianischen Jugendlichen, die noch nie Schuhe besessen hatten. Ein Teil der Probanden hatte sich das Barfußlaufen aber auch speziell für die Studie angewöhnt.
Alle Läufer wurden im Labor auf dem Laufband mit einer High-Speed-Kamera aufgenommen und liefen zudem über spezielle Messplatten, die das Auftrittverhalten analysierten. Die Analyse der Aufnahmen und Messdaten ergab, dass die Schuhläufer allgemein zuerst mit der Ferse aufkamen, während die Barfußläufer auf dem Vorfuß landeten.
Laut Aufprallmessung ist der Vorfußauftritt eine wirkungsvolle dämpfende Entlastungsstrategie, bei der die Aufprallenergie in eine Rotationsbewegung umgesetzt wird. Beim Fersenauftritt hingegen prallt der Fuß fast senkrecht auf den Boden, und die schockartige vertikale Stoßkraft entspricht trotz speziell gedämpftem Rückfuß etwa dem Dreifachen des Körpergewichts und geht direkt über auf die Knochen.
Die Belastung für Knochen und Gelenke beim Aufkommen mit dem

Vorfuß ist der Studie zufolge hingegen etwa sieben Mal geringer als beim Fersenauftritt. Letzterer wird, bleibt nochmals festzuhalten, durch die modernen Laufschuhe mit erhöhter Ferse begünstigt, auch weil die Härte des Aufpralls durch die weiche Sohle nicht als solche wahrgenommen wird.

Dies kann als eine der Ursachen dafür betrachtet werden, warum die Verletzungsrate in den modernen Laufschuhen nicht gesunken ist. Um diesen Zusammenhang restlos zu klären, werden weitere Studien folgen; Professor Lieberman, selbst passionierter Läufer, hat für sich die Konsequenz bereits gezogen und läuft nur noch in Minimalschuhen oder barfuß.

Geoffrey Keenan von der Universität Virginia untersuchte das Phänomen ebenfalls und ließ zusammen mit seinem Team 68 gesunde Sportler mit Schuhen und barfuß auf dem Laufband joggen. Für die Läufe mit Schuh wurde von allen Probanden ein als neutral eingestuftes Modell der Firma Brooks getragen. Am Körper der Sportler wurden außerdem Reflektoren angebracht, die es der Hochgeschwindigkeitskamera ermöglichten, die Bewegungen zu erfassen, und die auftretenden Kräfte zu berechnen.

Als Ergebnis zeigte sich, dass die Schuhe den Füßen zwar einen guten Halt gaben, die Belastung an Hüft-, Knie- und Fußgelenken aber deutlich höher war, als wenn die Probanden barfuß liefen. Beschuht war etwa die Belastung an der Hüfte um 54 Prozent größer, im Kniegelenk um 36 bis 38 Prozent.

Diese und ähnliche Studien haben letztendlich das Umdenken in Richtung eines natürlichen Laufstils in Gang gebracht. Ein weiteres auslösendes Ereignis liegt sicherlich auch im großen Erfolg des Buches *Born To Run* von Christopher McDougall, das 2009 erschien.

Darin macht sich der Autor auf die Suche nach der Antwort auf die Frage *Warum tut mir mein Fuß weh?* Wie viele Läufer kämpfte auch er mit typischen Beschwerden wie Jogger-Knie, Schienbeinkantensyndrom und Achillessehnenproblemen. Den Rat der Ärzte, das Laufen aufzugeben, befolgte er nicht, sondern begab sich auf eine abenteuerliche Reise in die Copper Canyons in Mexico.

Dort traf er auf das indigene Volk der Tarahumara, von denen ein Teil isoliert und unter extremen Bedingungen in Höhlen oder Hütten in den Schluchten lebt und die ihre Traditionen bis heute weitgehend bewahrt haben. Laufen über lange Strecken ist ein wichtiger Teil ihrer Kultur; bei der Hetzjagd verfolgen sie Wild oft über Strecken von 70 Kilome-

tern und mehr, bis dieses überhitzt und erschöpft zusammenbricht.
Doch der Bewegungsdrang der Tarahumara kennt offenbar keine Grenzen; so halten sie beispielsweise auch häufig Fußball-Rennen ab. Zwei Mannschaften spielen dabei im Wettbewerb den Ball zwischen den einzelnen Spielern hin und her, und das vierundzwanzig bis achtundvierzig Stunden ohne Unterbrechung. Nicht selten legen sie einhundertundsiebzig Kilometer oder mehr dabei zurück. Die Männer des Volks nennen sich selbst sehr treffend *Rarámuri* (Jene, die schnell laufen/Läufer).
Das Erstaunliche dabei ist, dass sie diese unglaublichen Strecken barfuß oder in selbst hergestellten, dünnen Sandalen, den *Huaraches*, bewältigen und doch keine der für Jogger typischen Beschwerden aufweisen. McDougall schaute sich die Lauftechnik der Tarahumara genau an und kam schließlich zu dem gleichen Ergebnis wie die Studien von Lieberman und anderen: Der Vorfußlauf ist der für den sich laufend bewegenden Menschen der vorgesehene, schonendste und energieeffizienteste. Konsequent stellte McDougall seinen Laufstil um und konnte von da an den Arzt Lügen strafen, der ihm hatte beibringen wollen, Laufen sei einfach nicht das Richtige für ihn.
Nun möchten immer mehr Läufer, die bisher mit Fersenauftritt unterwegs waren, ihren Laufstil auf den Vorfußlauf umstellen, um ihre Beschwerden in den Griff zu bekommen.
So anatomisch günstig, wie der Vor- oder Mittelfußlauf auch ist, so wichtig ist es aber auch, von einem Schuh, dem baren Fuß oder einer Änderung des Laufstils keine Wunder zu erwarten. Häufigste Ursachen für Beschwerden wie Knie-, Waden- und Sehnenschmerzen sind immer noch schlicht Überlastungen, völlig unabhängig davon, ob man mit High-Tech-Schuhen, Minimalschuhen oder barfuß läuft. Wir sind zu ungeduldig, wollen in der Regel zu viel zu schnell.
Muskeln passen sich zudem innerhalb von Tagen und Wochen an neue beziehungsweise veränderte Belastungen an, weswegen man schnell Fortschritte wahrnimmt und auch daher dann dazu neigt, es in der Folge zu übertreiben und das Pensum zu rasch zu steigern. Bänder, Sehnen und Knochen benötigen aber Monate und zum Teil sogar Jahre zur Anpassung.
Der Körper toleriert Überbelastung einige Zeit, ohne sich bemerkbar zu machen, und wenn man sechs Wochen nach Laufbeginn dann diverse Zipperlein zu spüren bekommt, ist die Überlastung meist schon geschehen und im Extremfall fordern Schmerzen oder gar Ermüdungsbrüche eine Zwangspause ein. Daher ist es grundsätzlich und immer wichtig, es

sehr langsam angehen zu lassen, wenn man noch untrainiert ist oder seinen Laufstil umstellt.
Für das Natural Running barfuß oder in Minimalschuhen bedeutet das, dass man als Läufer keinesfalls gleich sein gewohntes Pensum im neuen Stil absolvieren sollte. Vielmehr ist ein Beginn mit Einheiten von wenigen Minuten empfehlenswert, die dann langsam gesteigert werden.
Doch bevor man überhaupt anfängt, sollte man bereits häufiger barfüßig gegangen sein und Übungen, wie im Kapitel zur Fußgymnastik schon vorgestellt, zur Kräftigung der bisher kaum beanspruchten Muskulatur gemacht haben. Auch begleitend sollten Koordinations- und Stärkungsübungen dann weiterhin auf dem Plan stehen.
Beim Laufen selbst ist es wichtig, darauf zu achten, auf dem Ballen zu landen oder aber mit dem Mittelfuß beziehungsweise dem ganzen Fuß aufzusetzen. Letzteres ist für den Ungeübten noch weniger belastend. Mit der Ferse werden Sie wahrscheinlich automatisch nicht aufschlagen, da das recht schnell schmerzhaft werden würde, doch es könnte sein, dass Sie anfangs dazu tendieren, zu nah bei den Zehen oder an den Fußaußenseiten aufzukommen.
Auch die Körperhaltung ist sehr wichtig. Der Oberkörper sollte im Idealfall bei aufrechter Haltung von Kopf und Brust stabil und dennoch entspannt sein. Machen Sie kleinere Schritte als gewöhnlich und geben Sie Acht, dass Ihre Füße nicht vor dem Körper aufsetzen, sondern direkt darunter, das entspricht dem natürlichen Bewegungsablauf und spart Energie. Ob Sie es richtig machen, erkennen Sie zum Beispiel daran, dass Sie zum „Leisetreter" werden.
Was Experten wie Dr. Frank Hofmann und Volker Haußmann zum Thema zu sagen haben, lesen Sie in den nun folgenden Interviews.

VII.2. „Minimalschuhe sind eine Reaktion auf die High-Tech-Welle“ – Ein Interview mit Dr. Frank Hofmann

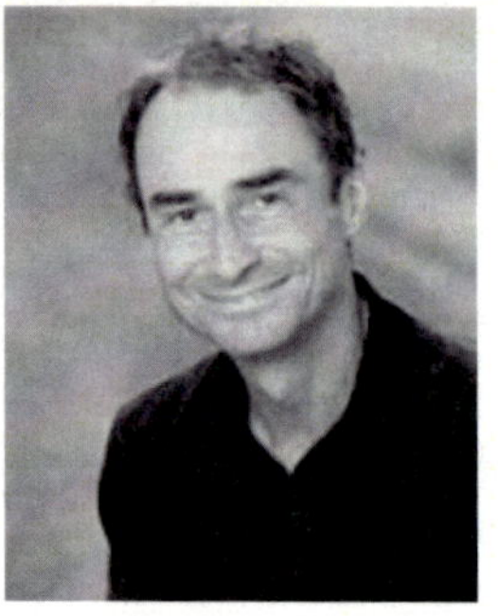

Dr. Frank Hofmann ist Philosoph, Journalist und Chefredakteur von Runner's World. Auch privat und als Sachbuchautor befasst er sich intensiv mit dem Thema Laufen. 2011 erschien sein Buch *Marathon zu Gott. Ein spiritueller Trainingsplan* im Gütersloher Verlagshaus.

www.spirituelles-laufen.de
www.runnersworld.de

K. K.: Natural Running besetzt im Laufsport seit einigen Jahren eine neue Nische und wird immer beliebter. Auch Runner's World hat schon mehrfach darüber berichtet. Was sind die verschiedenen Gründe, aus denen Läufer sich entschließen, ihren Laufstil umzustellen und barfuß oder in Minimalschuhen zu laufen?

F. H.: Ich denke, Natural Running und Minimalschuhe sind eine Reaktion auf die High-Tech-Welle, die es vor einiger Zeit in der Laufschuhindustrie gab. Hinzu kommen natürlich Dinge wie die Harvard-Studie von Lieberman oder die Berichte über die Tarahumara, die extrem lange Läufe barfuß oder in dünnsohligen Sandalen zurücklegen. Ich glaube aber nicht, dass sich dieser Trend durchsetzen wird und Minimalschuhe die Schuhe mit ausgeklügelten Dämpfungs- und Stützungssystemen ablösen werden. Gerade Freizeitläufer benötigen einfach eine Unterstützung ihres Fußes. Dass es barfuß geht, zeigen aber natürlich Läufer wie Abebe Bikila, der 1960 mit einer Marathon-Zeit von 2:15:16 einen Weltrekord aufstellte und unbeschuht Gold bei den Olympischen Spielen in Rom gewann.

K. K.: Wer jahrelang in High-Tech-Schuhen gelaufen ist, sollte sich langsam an das Natural Running herantasten. Was würden Sie jemandem raten, der seinen Laufstil umstellen will?

F. H.: Grundsätzlich raten wir den Leuten eher nicht, ihren Stil ohne triftigen Grund umzustellen. Wer über Jahre intuitiv auf die für ihn richtige Weise gelaufen ist und keine Probleme hat, sollte nicht irgendeiner Mode nacheifern, egal, welcher Laufstil nun gerade und aus welchen Gründen auch immer im Trend liegt. Und wer radikal umstellt, erhöht sein Verletzungsrisiko eher noch, da bislang wenig genutzte Muskelgruppen plötzlich überbeansprucht werden. Wenn es darum geht, bereits vorhandene Beschwerden durch eine Änderung des Laufstils zu mildern, sollte man es in Bezug auf Natural Running auf jeden Fall langsam und mit kurzen Einheiten angehen lassen, bis man genügend Muskelkraft entwickelt hat, um mit Minimalschuhen auf längeren Strecken zurechtzukommen.

K. K.: Auch für Läufer, die nicht ständig barfuß oder in Minimalschuhen laufen möchten, bieten Barfußeinheiten Vorteile. Welche sind das?

F. H.: Ein wenig Variation ist im Laufsport grundsätzlich gut, man sollte zum Beispiel generell mehrere Paar Laufschuhe im Wechsel benutzen. Das Laufen barfuß oder in Minimalschuhen fordert den Fuß stärker, weil Stützung und Führung wegfallen. So kann Muskulatur aufgebaut werden, und Körper und Gehirn bekommen zudem neue Reize. Man muss nur aufpassen, dass es nicht zu Überlastungen kommt.

K. K.: Sie sind ein sehr spiritueller Mensch, befassen sich intensiv mit Philosophie und Religion, haben das Buch „Marathon zu Gott“ geschrieben und geben auch Seminare zum Thema „spirituelles Laufen“. Barfuß den Boden unter sich zu spüren, auch abseits des Laufsports, ist das aus Ihrer Sicht etwas, das den Menschen der göttlichen Schöpfung und sich selbst wieder näher bringen kann?

F.H.: Ich kann mir gut vorstellen, dass die Menschen, die sich auf diese ursprüngliche Weise in der Natur bewegen, sich dieser wieder näher fühlen und auch spirituelle Erfahrungen für sich dabei machen, achtsamer und offener werden.

Wenn ich von spirituellem Laufen spreche, dann meine ich damit in erster Linie die Verbindung des Laufens mit Gebeten, geistlicher Musik und der gedanklichen Auseinandersetzung mit einem spirituellen Thema, also eine intensive Zwiesprache mit Gott. Zur vollen Entfaltung kann das erst bei längeren Läufen von deutlich mehr als dreißig Minuten kommen, und das sind Sphären, in die ich barfuß nicht vorgedrungen bin.

K. K.: Welches sind denn Situationen, in denen Sie selbst gern baren Fußes unterwegs sind?

F. H.: Im Alltag ergibt sich dazu kaum eine Gelegenheit, aber kurze Strandläufe mache ich sehr gern barfuß.

VII.3. „Eine Umstellung des Laufstils ist oft ratsam, benötigt aber Zeit.“ – Ein Interview mit Volker Haußmann

Volker Haußmann ist Diplom-Sportwissenschaftler und Experte für Sportverletzungen und Überlastungen. 2001 gründete er die lauf_bar, Münchens erstes Laufschuhfachgeschäft mit Lauf- und Bewegungsanalyse, das inzwischen zu den Top-Laufsport-Fachgeschäften in Deutschland zählt.

www.lauf-bar.de

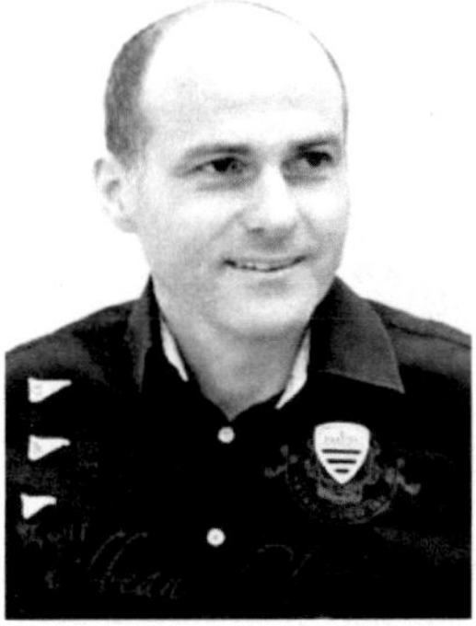

K. K.: Herr Haußmann, bisher war es Standard, Laufschuhe einzuteilen nach ihrer Eignung für Pronationsläufer, Neutralläufer oder Supinierer. Inzwischen ist jedoch die Sprengung, die ein Schuh aufweist, zu einem der wichtigsten Auswahlkriterien geworden. Wie kam es zu dieser Entwicklung?

V. H.: Vor allen Dingen deshalb, weil man gemerkt hat, dass diese Einteilung nicht ganz zu dem gewünschten Ziel, die Verletzungsrate zu reduzieren, geführt hat. Teilweise hat man es zwar geschafft – durch die Eigenschaften, die man in die Schuhe eingebaut hat. Die neue Technologie konnte aber die generelle Verletzungsrate nicht reduzieren, was meiner Meinung nach auch darauf zurückzuführen ist, dass viele Läufer nicht den für sie geeigneten Schuh hatten. Durch die damalige Klassifizierung nach Pronations-, Neutralläufer und Supinierer ist die Auswahl auch schwieriger geworden und viele sind nicht bei dem Schuh gelandet, der für sie gut gewesen wäre. Sprich, viele Probleme konnte

man lösen, hat aber auch welche geschaffen. Läufer, die vorher keine Probleme hatten, hatten plötzlich welche und irgendwann merkte man, dass das also nicht zielführend ist, und durch einige Studien kam dann die Frage auf: Warum laufen wir nicht barfuß bzw. warum lässt man es nicht mit der ganzen Technologie, warum gehen wir nicht wieder dahin zurück, wie es früher war?
So einfach ist das allerdings auch nicht, denn wenn man sich anschaut, wer in den Siebzigern gelaufen ist, dann waren das andere Personengruppen als die, die heute laufen. Wir nutzen das Laufen inzwischen als Ausgleichssport für unser tägliches Nichtstun. Die Leute, die damals den so genannten Waldlauf betrieben haben, hatten ganz andere körperliche Konstitutionen, das waren Sportler. Heute laufen Menschen, die eigentlich keine große sportliche Vergangenheit haben. Für diese Läufer ist meines Erachtens die Unterteilung in Pronations-, Neutralläufer und Supinierer grundsätzlich ideal und nötig, somit wird es einen kompletten Schritt zurück nicht geben. Laufschuhe, die dem Barfußlaufen nahe kommen, also Schuhe ohne Dämpfung, Stabilität und mit null Sprengung, sind erst einmal nicht für jeden auf Dauer geeignet. Läufer, die solche Schuhe tragen können, müssen eine gewisse Grundfitness mitbringen, um mit diesen Schuhen beschwerdefrei laufen zu können. Die Zielgruppe für Stabilschuhe wird es also auch weiterhin geben, allein schon, weil man in einen Schuh mit null Sprengung keinen Dämpfungsfaktor einbauen kann, wie ihn Fersenläufer benötigen, denn mit zwei Zentimetern Schaum unter dem Vorfuß kann man nicht mehr vernünftig abrollen. Man muss immer auf die individuelle Konstitution und die Gegebenheiten des Läufers eingehen, und es ist eben nicht jeder Läufer ein trainierter Sportler.

K. K.: Auf intensive Beratung, Lauf- und Bewegungsanalyse wird in Ihrem Laufschuhfachgeschäft lauf_bar größter Wert gelegt. Was sollte ein Kunde je nach Laufstil beim Schuhkauf beachten?

V. H.: Er muss auf jeden Fall seine körperliche Konstitution mit beachten. Was bringt er mit, welche muskulären Voraussetzungen hat er? Welche Probleme er bereits mitbringt, ist ebenfalls wichtig, welche Gelenk-, Sehnen- und Bandstrukturen hat er? Ein Schuh mit flacher Sprengung ist bei Achillessehnen- oder Wadenproblemen mit Vorsicht auszuwählen; bei Beschwerden im Kniebereich wiederum ist ein Schuh mit großer Sprengung eher nicht geeignet. Neben den individuellen

Schwächen des Körpers, die beachtet werden müssen, gilt es für die Auswahl des richtigen Schuhs noch den Trainingsumfang und die generelle Stabilität der Sprunggelenke zu beachten. Das sind die drei wichtigsten Faktoren, auf die es ankommt, und neben den Aussagen der Kunden dient die Bewegungsanalyse dazu, die entsprechenden Informationen zu gewinnen.
Wer Natural Running macht, betreibt in der Regel Mittelfuß- oder Vorfußlauf, und da ist ein Schuh mit flacher Sprengung sehr gut geeignet. Es muss nicht immer gleich eine Nullsprengung sein, das ist für viele Läufer erst einmal zu viel, weil der Körper es so nicht gewohnt ist. Wir tragen im Alltag Schuhe mit Sprengung, in sonstigen Sportarten auch, und entsprechend sieht die Muskulatur aus. Man muss da ein langsames Abtragen einer Sprengung mit berücksichtigen. Für den klassischen Jogger, der ein oder zwei Mal die Woche durch den Park läuft, ist meiner Meinung nach der klassische Schuh mit oder ohne Pronationsstütze bei individueller Beratung die passende Wahl.

K. K.: Was wird genau gemacht, wenn Sie mit einem Kunden eine Bewegungsanalyse durchführen?

V. H.: Der Kunde läuft mit Schuhen und barfuß auf dem Laufband, und die Bewegung wird aus verschiedenen Perspektiven aufgenommen, sowohl das Sprunggelenk, die Hüfte und auch der Oberkörper, von hinten und von der Seite. Daraufhin kann man dann schon viel hinsichtlich einer Schuhempfehlung aussagen. Wie ist die Körperposition, hat der Kunde eine Beckenkippung usw. Fällt er ins Hohlkreuz beim Laufen, dann sollte er nicht noch Schuhe mit erhöhter Ferse tragen und stattdessen einen flacheren Schuh nehmen, damit er aus dem Hohlkreuz kommt. Bei gleichzeitiger extremer Überpronation kann ich dann aber trotzdem keinen Neutralschuh mit flacher Sprengung empfehlen, sondern muss erst einmal schauen, einen stabilen Stand zu erreichen. Es sind mehrere Puzzlestücke, die zusammengesetzt werden müssen, um die passenden Schuhe auszuwählen.
Diese sind aber nicht das einzige, das einen Läufer beschwerdefrei laufen lässt, ein Schuh ist nur ein Hilfsmittel. Es wird nur selten so sein, dass ich einem Läufer einen anderen Schuh gebe und er von da an ohne Beschwerden ist. Das kann sein, lässt sich aber generell nicht auf den Schuh reduzieren, es sind viele andere Dinge, die da noch mit hineinspielen. Die allgemeinen körperlichen Voraussetzungen zum Beispiel:

Wie ist das Muskelzusammenspiel, wie sind die Kräftigungs- und Längenverhältnisse der Muskelgruppen, von Beuger und Strecker im Fuß- und Beinbereich, ist eine gewisse Rumpfstabilität vorhanden? Das sind lauter Faktoren, die viele Leute nicht kennen und nicht ins Beschwerdebild mit einbeziehen.

K. K.: Der Trend zum Natural Running wächst, und die Laufschuhindustrie hat bereits darauf reagiert. Heißt die Devise, was die Schuhe angeht, inzwischen oftmals „weniger ist mehr"?

V. H.: Ja, man kann mit Sicherheit auf einige High-Tech-Elemente im Schuh verzichten, aber diese Devise trifft sicher nicht für jeden zu. Für die sportlicheren Läufer sicherlich, aber auch hier übertreiben es viele. Wer bisher sein Trainingspensum von 50 bis 100 km pro Woche mit einem klassischen Laufschuh gemacht hat, und sich dann einen leichteren Schuh mit weniger Sprengung zulegt, ist in der Regel begeistert: Es ist schneller, es läuft sich leichter. Durch diesen Effekt werden dann die anderen Schuhe gleich ausgemustert; doch der Körper toleriert das nur eine Zeitlang, irgendwann kommt es wegen der plötzlichen Überlastung zu Problemen.
Variation ist hier die goldene Lösung: Ein klassischer Schuh und einer mit wenig Sprengung im Wechsel. Das trainiert verschiedene Muskelgruppen und bringt dem Körper neue Reize, mittels derer er sich neu strukturieren kann. Monotonie ist grundsätzlich beim Laufen nicht zu empfehlen. Wer sich ein bisschen mit Barfußlaufen beschäftigt, der weiß, man läuft ganz anders, hat eine ganz andere Lauftechnik. Da kann man Bausteine herausnehmen und durchaus auch für das Laufen mit Sprengung verwenden.

K. K.: Worauf sollten Läufer achten, wenn sie vom Fersenlauf auf den Mittelfuß- oder Vorfußlauf umstellen möchten?

V. H.: Prinzipiell ist die Umstellung begrüßenswert, das empfehlen wir unseren Kunden auch häufig. Aber das muss Schritt für Schritt und mit Geduld geschehen, es dauert mit Sicherheit ein halbes Jahr, bis man soweit ist, dass man auch längere Strecken problemlos im neuen Laufstil laufen kann. Und man muss unbedingt zuvor und parallel Koordinations- und Festigungsübungen machen, um den Körper darauf vorzubereiten und die untertrainierte Muskulatur langsam aufzubauen.

VII.4. Barfuß in anderen Sportarten

Seit jeher gibt es Sportarten, die bevorzugt barfuß durchgeführt werden, etwa im traditionellen Kampfsport. Beim Judo, Karate, Taekwondo und Jiu-Jitsu wird grundsätzlich barfuß gekämpft. Die Fußtritte und Stöße, die wichtiger Bestandteil dieser Sportarten sind, gelingen am besten unbeschuht; die Zehen müssen angezogen und die Muskulatur gespannt werden. Bei Seitwärtsstößen oder -tritten wird der Fuß so angespannt, dass nur die äußere Fußkante den Gegner trifft. In Schuhen wäre das nicht möglich. Barfuß und über den Fußballen lassen sich auch Schrittdrehungen am besten und sichersten umsetzen, und nicht zuletzt wird auch das Verletzungsrisiko kleingehalten.
Beim Beachvolleyball würde man beschuht nur umknicken, und beim Turnen, bei Gymnastik und Akrobatik erhält man die nötige Trittsicherheit nur, wenn die Fußsohle ausreichend Rückmeldung vom Boden bekommt. Letzteres trifft auch auf das Klettern zu. Dass selbst Berge sich barfuß erklimmen lassen, wurde schon gezeigt; Kapitel VII.6. wird zusätzlich Einblicke in die Motivation und das Training des Bergläufers Karl Heinz Haidlas geben.
Doch auch und gerade in Sportarten, die sehr festes Schuhwerk voraussetzen, etwa Fußball oder Skifahren, werden Barfußeinheiten mit ins Trainingsprogramm aufgenommen. Sie dienen dazu, die Füße zu kräftigen und die Sensomotorik zu schulen, sprich die einzelnen Bewegungsabläufe zu verbessern.

VII.5. Barfußeinheiten zur Verbesserung der Sensomotorik

Der Begriff Sensomotorik meint die Koordination von Wahrnehmung und Verhalten beziehungsweise das Zusammenspiel zwischen den Muskeln und Sinnesorganen unseres Körpers und dem zentralen Nervensystem.
Damit wir uns möglichst sicher in unserer Umwelt bewegen können, benötigen und verarbeiten wir zunächst zahlreiche Informationen. Die an das Gehirn weitergeleiteten Sinneswahrnehmungen lösen in der Folge dann motorisches Verhalten aus.

Zu diesen Sinneswahrnehmungen gehören einerseits die Wahrnehmungen über die großen Rezeptoren unseres Körpers, also das Auge, das Ohr oder das Gleichgewichtsorgan. Werden die Informationen jedoch andererseits über kleine Rezeptoren aufgenommen, die man zum Beispiel in Gelenken und den Muskeln findet, spricht man von Propriozeption.

Je mehr und je genauere Informationen das Gehirn über die Lage und Bewegung unseres Körpers im Raum bekommt, desto stabiler wird unser Stand und desto effektiver wird eine Bewegung ausfallen.

Da in der Fußsohle zahlreiche Nervenenden zusammenlaufen und die Rezeptoren dicht an dicht sitzen, wie wir schon gesehen haben, leuchtet ein, dass barfuß ausgeführte Koordinationsübungen wesentlich zielführender sind als solche in Schuhen, da sie die Sinnesrückmeldung optimieren.

Sensomotorisches Training hat dabei die Stabilisierung des Körpers auf verschiedensten Untergründen zum Ziel. So verbessert sich nicht nur das Zusammenspiel der Muskeln, sondern auch die Bewegungsintelligenz insgesamt, etwa im Fußball.

Dr. Rarreck berichtete im Interview schon für Schalke 04, dass Barfußeinheiten mit zum Training gehören, und in anderen Vereinen, wie auch beim FC Bayern, ist das nicht anders. Dort werden saisonbegleitend Übungen zur Stabilisierung von Knie-, Hüft- und Sprunggelenken durchgeführt. Dazu werden instabile Unterlagen wie Kippbretter und speziell entwickelte weiche Matten und Kissen verwendet. Barfußlaufen gehört als Cool-Down zusätzlich zum Trainingsabschluss.

VII.6. Schwierige Untergründe und Schnee als sportliche Herausforderung – Bergläufer Karl Heinz Haidlas im Gespräch

Karl Heinz Haidlas ist seit vielen Jahren Bergläufer und nimmt an zahlreichen Wettkämpfen teil. Seit 2001 hat er sich darauf spezialisiert, seine Läufe und Touren mit minimaler Ausrüstung zu machen und verzichtet dabei auch auf Schuhe.

www.allgaeuyeti.de

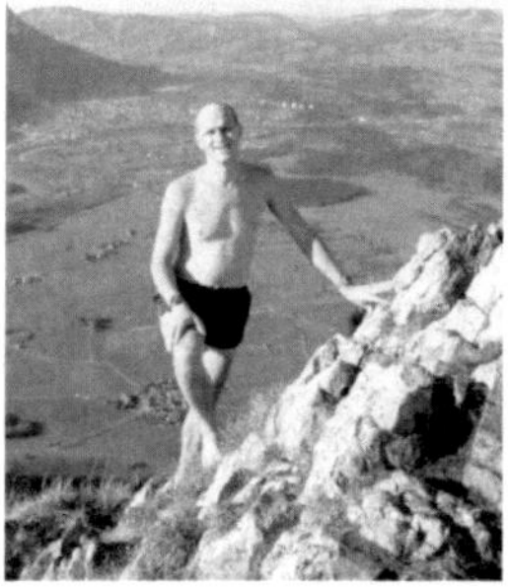

K. K.: Wie kam es zu der Entscheidung, Touren und Bergläufe barfuß anzugehen? Gab es ein Schlüsselerlebnis oder war das ein längerer Prozess?

K. H. H.: Bereits als junger Erwachsener, so ab Anfang der achtziger Jahre, machte ich sporadisch ein paar wenige niedrige und auch etwas höhere Bergtouren barfuß – als sportliche Herausforderung und um den anderen Mitwandernden zu zeigen, dass ich so etwas kann.
Eine positive und auch lustige Barfuß-Erfahrung hatte ich schon in der 11. Klasse des Gymnasiums gemacht. Einmal hatte ich zum Schulsport meine Schuhe vergessen, also nahm ich am Unterricht im Stadion barfuß teil. Der Lehrer hatte meiner Erinnerung nach keinerlei Bedenken deswegen.
Im Schulsport machte ich normalerweise meist die Erfahrung, dass ich einer der Schwächsten war – beim 75-Meter-Lauf und beim 100-Meter-Lauf war ich einer der Langsamsten, beim Weitsprung einer der Kürzestspringer usw. In dieser Sportstunde, in der ich der einzige Barfüßer war, war ein 1000-Meter-Lauf dran, zweieinhalb Runden auf der

Aschenbahn. Und da war ich dann echt stolz auf mich – nur noch wenige Schüler waren vor mir, ich war ganz vorne mit im Feld dabei. Ein Kumpel von mir, normalerweise der bessere Läufer, war die meiste Zeit ganz knapp hinter mir, was mich schon mit etwas Stolz erfüllte. Nach dem Lauf fand ich seinen Kommentar zu meinen unlauteren Wettbewerbsmethoden einfach köstlich. Er sagte, dass der Anblick meiner verschmutzten Fußsohlen direkt vor ihm ihn so zum Lachen gebracht hätte, dass er nicht mehr genug Puste hatte, mich zu überholen.
Mitte der achtziger Jahre dürfte es gewesen sein, dass ich mit einem Bergfreund wettete, dass ich den Aufstieg auf den Großen Widderstein vom Parkplatz in rund 1150 m Höhe bis zum Gipfel in 2533 m barfuß schaffe. Wegen der Steinigkeit des Aufstieges glaubte mein Freund mir nicht und wettete eine Mass Bier dagegen – und musste sie mir schließlich auch zahlen. Allerdings nahm ich im Rucksack Bergschuhe mit, die ich dann für den Abstieg anzog – nur der Aufstieg musste für unsere Wette barfuß geschafft werden. Der Abstieg wäre bei dem Schotter barfuß auch mühsamer geworden.
In den neunziger Jahren machte ich im sportlichen Bereich nichts mehr barfuß, und meine Füße waren inzwischen schon bei kleinen Steinchen auch viel zu wehleidig dafür geworden. 1997 fing ich zwar damit an, an Berglauf-Wettkämpfen teilzunehmen, allerdings beschuht.
1998 sah ich einen kurzen Fernsehbeitrag über zahlreiche barfüßige Zugspitze-Aufstiege von Johann Sanktjohanser. Das faszinierte mich total und ich träumte davon, so etwas auch zu schaffen – fühlte mich aber erheblich zu wehleidig dafür. Der Fernsehbeitrag ließ mich zwar nicht mehr los, doch aufgrund meiner großen Schmerzempfindlichkeit mussten Johanns Heldentaten noch gut drei Jahre auf mich einwirken, bis ich mit der Umsetzung in der Praxis begann.
Im Internet bin ich seit dem Jahr 2000 als AllgaeuYeti bekannt. Diesen Namen gab ich mir wegen meiner Neigung, auch bei kühlerem Wetter und auch bei Neuschnee ziemlich dünn bekleidet und gering ausgerüstet auf meine Berge zu gehen. Im Juni 2001 beschloss ich endlich, meinem „Künstlernamen“ noch gerechter zu werden und auch die Schuhe wegzulassen.
So hielt also ab Juni 2001 der Mittagberg über Immenstadt als Trainingsaufstieg her. Der war für Anfänger weitgehend gut geeignet, weil er größtenteils über Alpwiesen führt. Doch die untersten rund 130 Höhenmeter von insgesamt 665 Höhenmetern waren zuerst eine steinige Forststraße und später ein etwas steiniger Waldweg, also schon etwas

schwierig für mich als Anfänger.
Ich glaube, rund drei Wochen nach Beginn des Barfuß-Trainings war ich etwas frustriert, weil ich das Gefühl hatte, kaum eine Verbesserung der Steinresistenz zu verspüren. Doch ich hielt diesen Durchhänger geduldig durch, und nach sechs bis zwölf Wochen merkte ich dann doch eine spürbar bessere Fitness rauere Untergründe betreffend.
Seit 2001/2002 versuche ich nun „Barfuß Outdoor" auch, soweit ich es schaffe, im Winter durchzuziehen – zum einen als sportliche Herausforderung, zum anderen um im Frühjahr in Sachen Schotterresistenz nicht wieder bei Null anfangen zu müssen.
Meine Frostresistenz betreffend habe ich aber eher eng gesetzte Grenzen – verglichen beispielsweise mit Martl Jung, den ich aber damals noch nicht kannte. Ich musste meinen sportlichen Ehrgeiz kontra frostempfindliche Füße vor allem in meinen ersten Barfuß-Wintern wiederholt sehr schmerzhaft büßen. Lief ich nämlich barfuß rund zwanzig Minuten durch für mich zu kalten Schnee, dann hatte ich zunächst beim Laufen kaum Schmerzen – die Füße waren durch die Kälte ja betäubt. Doch etwa eine Stunde danach hatte ich dann in den Zehen höllische Erfrierungsschmerzen. Nach rund eineinhalb Stunden ließen diese dann aber zum Glück wieder nach.
Bei meinen Barfuß-Frost-Selbstversuchen hatte ich das Glück oder auch genug intuitive Weisheit, dass es zu keinen höhergradigen Erfrierungen gekommen ist. Nach wie vor laufe ich gerne ab und zu begeistert im Schnee die Skipiste hoch – aber inzwischen nur, wenn sehr moderate Temperaturen mir das ungestraft ermöglichen.

K. K.: Welches sind für Sie die deutlichsten Unterschiede zwischen dem Laufen mit Schuhen und dem Barfußlaufen?

K. H. H.: Der wesentliche Unterschied zwischen dem sportlichen Laufen barfuß oder beschuht, also beim Joggen, Berglaufen, Bergwandern usw., ist für mich das Gefühl, barfuß besonders naturverbunden zu sein. Und bei Schnee oder bei grenzwertigen Untergründen liegt im Barfußlaufen auch noch eine zusätzliche sportliche Herausforderung für mich.

K. K.: Verzichten Sie auch im normalen Alltag auf Schuhwerk oder beschränkt sich das auf den sportlichen Bereich?

K. H. H.: In meinen ersten Barfuß-Jahren seit 2001 war ich praktisch nur beim Outdoor-Sport barfuß, im Alltag beim Einkaufen, beim Arzt, im Kino, im Restaurant, wenn ich andere Leute besuchte sowieso, war ich fast immer beschuht. Ich hatte irgendwie das Gefühl, Barfüßigkeit in der Gesellschaft gehöre sich nicht. Ich musste „Barfuß“ als eine Art Extremsport zelebrieren, um das vor mir selbst und vor der vermeintlichen Meinung der Mitmenschen rechtfertigen zu können.
In den letzten Jahren änderte sich das erfreulicherweise hin zu mehr und mehr Zivilcourage bei mir, auch immer mehr alltägliche Dinge barfuß zu erledigen, insbesondere barfuß einkaufen – sogar im Baumarkt – und barfüßige Fahrrad-Anhänger-Fahrten auf den Wertstoffhof. Und sowohl im Immenstädter Baumarkt als auch auf dem Wertstoffhof habe ich keine Probleme mit dem Personal. Dieses Mehr an „Barfuß“ im Alltag habe ich ganz besonders unserem Internetforum www.hobby-barfuss-forum.de zu verdanken. Der Erfahrungsaustausch dort ist sehr hilfreich und macht Mut, sich auszuprobieren.
Nach wie vor beschuht besuche ich Arztpraxen, Kinos, die meisten Restaurants und andere Leute in deren Wohnung. Berghütten, Bergrestaurants und Berggaststätten besuche ich aber schon seit Jahren barfuß – kein Wunder, da ich ja bei der ganzen Bergtour sowieso barfuß bin.

K. K.: Welches war die größte Barfußherausforderung, die Sie bisher bestritten haben?

K. H. H.: Meine bisher größten Barfuß-Herausforderungen waren die Zugspitze-Extrem-Bergläufe 2005, 2006 und 2011, die ich alle barfuß mitmachte. Hinunter fuhr ich danach aber mit der Seilbahn, und die Heimreise machte ich bei den ersten Zugspitze-Läufen dann auch beschuht.

K. K.: Sie sind auch ein spiritueller Mensch. Lässt sich da eine Verbindung zum Barfußlaufen herstellen?

K. H. H.: Als „spirituell“ bezeichne ich mein intensives Nachdenken über die tieferen Geheimnisse, die Grundkräfte des Kosmos, mein Nachdenken über multidimensionale Strukturen des Kosmos und so weiter. Und in diesem Zusammenhang philosophiere ich auch über Fragen, was denn „Bewusstsein“ ist, was „Geist“ ist, wie man sich eine

bewusste Existenz vorstellen kann, die unsere körperliche Existenz weit transzendiert. Dazu gehören auch Fragen, wie stark das Bewusstsein die Materie beeinflussen kann. Da gehört dann auch irgendwie das Thema „Barfuß“ dazu und die Frage, wie resistent ich durch die Kraft meines Bewusstseins in Bezug auf grenzwertige Untergründe oder Temperaturen werden kann.
Noch spiritueller ist aber auch das Gefühl, barfuß viel intensiver mit Mutter Erde, mit dem kosmischen Bewusstsein, verbunden zu sein.

VIII. Schwachpunkte stärken – Barfuß in der Therapie

„Fußgymnastik oder barfuß durchgeführte Koordinationsübungen spielen eine wichtige Rolle." (Prof. Dr. med. Wolfgang Menke)

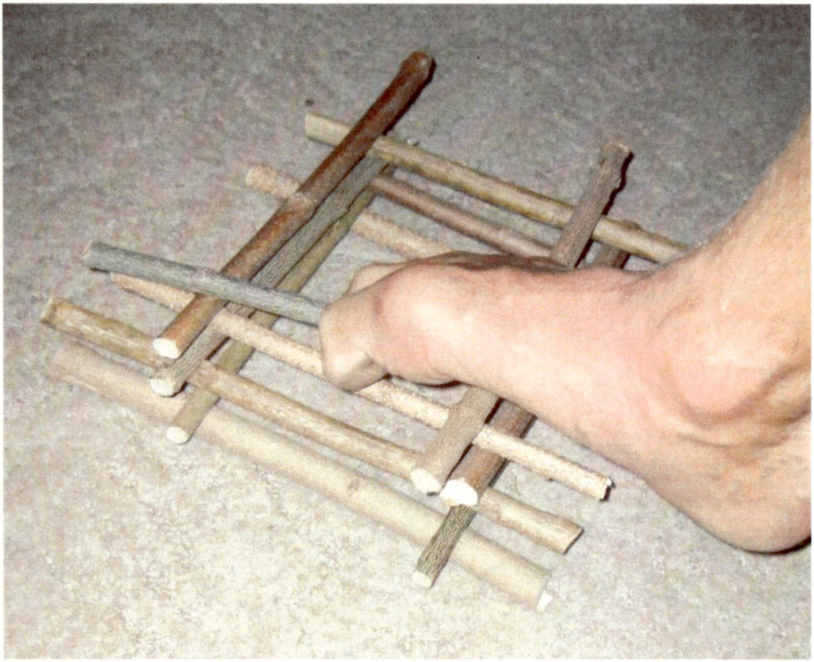

VIII.1. Orthopädische Rehabilitation

Verletzungen, Operationen und degenerative Erkrankungen schwächen den Körper. Gliedmaßen werden für einen längeren Zeitraum ruhiggestellt oder nur noch wenig bewegt, was zu einem Abbau der Muskulatur führt. Operative Traumatisierungen beeinflussen außerdem die Gelenk-Muskel-Systeme zusätzlich negativ.
In der Folge bedarf es intensiver und spezieller Aufbauarbeit, die Bewegungsmuster wieder zu verbessern, damit der Körper erneut „rund" funktionieren und der Alltag bewältigt werden kann. Dies ist Ziel der orthopädischen Rehabilitation, die sich den Erkrankungen des Bewegungsapparates widmet. Dabei kommen vorwiegend physiotherapeutische und ergotherapeutische Maßnahmen zum Einsatz, die den Patienten langsam, aber stetig wieder aktivieren.
Den Stellenwert der Verbesserung von Sensomotorik und Propriozeption hat man auch hier längst erkannt. Je mehr Reize auf den Körper einwirken und je genauere Informationen das Gehirn als Rückmeldung von den Rezeptoren erhält, desto präziser kann die anschließende Bewegung ausgeführt werden.
Daher werden viele Übungen barfuß durchgeführt. Auf diese Weise kann eine raschere Gang- und Trittsicherheit erreicht werden, und auch Fehlbelastungen beim Gehen werden von der nackten Fußsohle besser erkannt und dem Gehirn rückgemeldet. Dieses löst in der Folge eine Anpassung der Bewegung beziehungsweise der Körperhaltung aus.
Warum dies gerade auch für ältere Patienten von Bedeutung ist, dazu äußert sich Prof. Dr. Wolfgang Menke unter anderem im folgenden Interview.

VIII.2. Kontrollmechanismen stärken – Ein Interview mit Prof. Dr. med. Wolfgang Menke

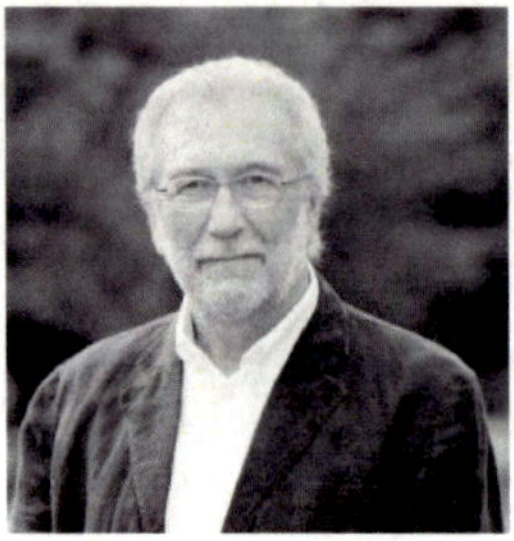

Prof. Dr. med. Wolfgang Menke ist Chefarzt für die Fachabteilung Orthopädie/Rheumatologie des Gesundheitszentrums Saarschleife im heilklimatischen Luftkurort Orscholz. Er ist Facharzt für Orthopädie und Rheumatologie, Physikalische Therapie, Rehawesen, spezielle orthopädische Chirurgie, Sportmedizin, H-Arzt, Osteologe DVO, Sozialmedizin.

www.saarschleife.de

K. K.: Prof. Dr. Menke, welche Therapie- und Heilmittel kommen in der Fachabteilung für Orthopädie/Rheumatologie des Gesundheitszentrums Saarschleife zur Anwendung?

W. M.: Bei uns in der Orthopädie behandeln wir alle Erkrankungen und Schäden des Bewegungsapparates, wobei es uns dabei vor allem um das Funktionieren und Zusammenwirken der verschiedenen Körperteile geht, damit der Patient später im Alltagsleben den Anforderungen gewachsen ist. Die Liste der zur Anwendung kommenden Mittel ist lang.
Im Bereich der Krankengymnastik und Bewegungstherapie bieten wir Trockengymnastik, Wassergymnastik, Craniosakrale Therapie, Osteopathie und Chirotherapie an. Was Ergotherapie betrifft, so decken wir die Bereiche ADL-Training, HLT, Funktionelle Therapie, Hilfsmittelberatung und Gelenkschutztraining ab.
Außerdem bieten wir im Rahmen der Sporttherapie unter anderem Isokinetische Kraftdiagnostik und Therapie, EMG Monitoring sowie muskuläres Aufbautraining an. Was physikalische Behandlungen angeht, so ist hier neben Balneo- und Hydrotherapie sowie Massage- und Wärmebehandlungen unsere Kältekammer (- 67°C), im Einsatz bei der Ganz-

körperkältetherapie, besonders erwähnenswert.
Ergänzt wird unser Angebot noch durch Gesundheits- und Ernährungsberatung, Diättherapie, psychologische Behandlungen und Elektrotherapie.

K. K.: Krankengymnastik, Bewegungs- und Sporttherapie dienen der Rehabilitation, dem Muskelaufbau und der Verbesserung der Koordination. Warum ist es hier oftmals hilfreich, Übungen barfuß durchzuführen? Welche Vorteile ergeben sich daraus?

W. M.: Wir haben hier eine Sensi-Straße in der Ergotherapie und einen Barfußpfad mit unterschiedlichen Oberflächen in der Außenanlage. Der Nutzen und die Hintergründe sind ganz verschieden.
Schauen wir uns beispielsweise den Punkt der Verringerung des Sturzrisikos an, gerade bei älteren Menschen. Die Kontrollmechanismen, die man generell hat, um das Gleichgewicht zu halten, sind im Wesentlichen drei: Visuelle, also über die Augen, vestibuläre, sprich über das Gleichgewichtsorgan und drittens über die speziellen Sensoren im Körper, die Muskel- und Gelenkpropriozeption. Dazu kommen die Rezeptoren in der Haut der Fußsohle, die wichtige Informationen über den Untergrund liefern.
Im Alter lassen bestimmte sensorische Fähigkeiten nach. Beim visuellen System beispielsweise Sehschärfe und Kontrastschärfe, ebenso auch die Hell-Dunkel-Adaptation. Das muss von anderen Mechanismen, die das Gleichgewicht kontrollieren, kompensiert werden. An der Stelle kommen unsere Sensi-Straße und der Gehparcours ins Spiel, auch Fußgymnastik oder barfuß durchgeführte Koordinationsübungen spielen eine wichtige Rolle, mit der die peripheren Rezeptoren in Muskeln und Haut trainiert werden.
In der Rehabilitation haben wir gewisse Einschränkungen, zum Beispiel bei Anschlussheilbehandlungen nach Stürzen, die etwa einen Schenkelhalsbruch nach sich zogen. Menschen, die schwer gestürzt sind, bekommen zudem oft Sturzangst, was dazu führt, dass sie sich generell nur noch wenig bewegen. Da kommen dann andere Therapieverfahren zum Einsatz. Dabei hat sich die Wassertherapie als ganz bedeutend herausgestellt. Durch den Auftrieb fühlen die Patienten sich im Wasser sicher. Wenn diese Patienten entlassen werden, bekommen sie ein individuell auf sie ausgerichtetes Aufbauprogramm, mit dem sie ihre Defizite stetig weiter abbauen können.

K. K.: Der Barfußpfad im Innenhof des Zentrum-Geländes ist für jedermann zugänglich. Wie ist er aufgebaut?

W. M.: Unseren Pfad gibt es seit 2009, er entstand in Zusammenarbeit mit der Gemeinde Mettlach und wurde im Rahmen einer 72-Stunden-Aktion der katholischen Jugend von sechzehn Jugendlichen errichtet. Er besteht aus insgesamt sechzehn verschiedenen Feldern mit therapeutisch sinnvollen Belägen. Den Anfang macht ein Rindenmulch-Feld, zudem läuft man beispielsweise über Kiesel, Holzstämme, Quarzitsteine und Waldbelag. Es gibt ein Matsch- und ein Moos-Feld, eine Balancier-Station, und auch einen kleinen Bachlauf gilt es unter anderem zu durchqueren. Letzterer ist einerseits ein Gruß an Sebastian Kneipp und andererseits eine Gelegenheit, den Schlamm wieder von den Füßen zu waschen. Große Kieselsteine und Waldfindlinge sowie unterschiedlich hohe Baumstämme bilden die etwas anspruchsvolleren Stationen, während die letzte, ein Sand-Feld, für einen wohligen Ausklang sorgt.

K. K.: Welches sind Gelegenheiten, zu denen Sie selbst gern barfuß unterwegs sind?

W. M.: Das mache ich natürlich regelmäßig vor allem am Strand. Dort bekommt man fast von selbst ein gutes Training, man läuft nämlich über sehr unterschiedliche Untergründe. Einmal gibt es den Sandbereich, wo das Wasser nie hinkommt, der sehr weich und warm ist und auf dem sich schwer gehen lässt. Dann den sehr festen und feuchten Abschnitt bei einsetzender Ebbe, wo zuvor das Wasser gestanden hat, und genau dazwischen gibt es einen Bereich, in dem sich Muscheln und Steine abgelagert haben. Beim Gang ins Wasser überquert man zwangsläufig diese sehr unterschiedlichen Untergründe, und im Wasser selbst hat man wieder einen zusätzlichen Effekt, wenn man in der Brandung das Gleichgewicht halten muss. Das ist ein wunderbares Gleichgewichtstraining, das man fast nicht als solches wahrnimmt.

VIII.3. Multiple Sklerose

Multiple Sklerose ist eine chronische Entzündung des Zentralnervensystems und eine der häufigsten neurologischen Erkrankungen. In Deutschland sind schätzungsweise 120.000 Menschen davon betroffen, weltweit sind es mehr als 2.000.000.

Die Ursachen der Krankheit sind bis heute nicht genau bekannt, doch nach dem derzeitigen Stand der Forschung handelt es sich um eine Autoimmunerkrankung. Sie führt zur Beschädigung des Myelins, einer Schutzschicht um die Nervenfasern des Zentralnervensystems. Dies beeinträchtigt die Informationsübermittlung zwischen Gehirn und anderen Körperteilen, die zum Beispiel für eine koordinierte Bewegung wichtig ist, wie bereits gezeigt wurde. Ebenso resultiert die Erkrankung letztlich oftmals im dauerhaften Verlust der Nervenzellenverbindungen. Makroskopisch sichtbare Vernarbungen in Gehirn und Rückenmark bilden den Endzustand des MS-Herdes. Diese Sklerosen haben der Krankheit auch ihren Namen gegeben.

Genetische und epidemologische Faktoren werden zusammen mit Umwelteinflüssen als weitere mögliche Ursachen zur Entstehung von Multipler Sklerose angenommen; welche Faktoren genau zu ihrem Ausbruch führen, ist aber auch heute noch nicht geklärt.

Der Erkrankungsbeginn liegt meist im jungen Erwachsenenalter; am häufigsten tritt sie zwischen dem 20. und 45. Lebensjahr auf. Gerade zu Anfang verläuft die Krankheit in Schüben und wird später häufig chronisch-progredient, das heißt, sie entwickelt sich zu einer dauerhaft anhaltenden beziehungsweise bleibenden Erkrankung, in deren Verlauf die Symptome zunehmen.

Insgesamt ist die Symptomatik bei Multipler Sklerose sehr vielfältig, im Anfangsstadium treten oftmals Sehstörungen, Taubheitsgefühle und leichte motorische Störungen auf. Später können Gangunsicherheit, Sprachstörungen und spastische Lähmungserscheinungen hinzukommen.

Auch kognitive Einschränkungen werden diagnostiziert. Unter anderem kann es zu einem Sinken der Geschwindigkeit der Informationsverarbeitung kommen, zur Verkürzung der Aufmerksamkeitsspanne und zur Beeinträchtigung des Langzeitgedächtnisses.

Ein Fortschreiten der Krankheit lässt sich bisher nicht aufhalten; den Verlauf kann man medikamentös jedoch hinauszögern und die Sympto-

matik mildern. Für den allgemeinen Gesundheitszustand und die Bewahrung der Lebensqualität ist es dabei wichtig, auch die Mobilität möglichst lange zu erhalten. Dazu können regelmäßige Bewegung und gymnastische Übungen beitragen, und gerade bei bereits gangunsicheren Patienten ist es aus den bereits in den vorangegangenen Kapiteln genannten Gründen hilfreich, diese barfuß durchzuführen.
Lesen Sie nun abschließend Informatives über aktuelle Entwicklungen in der MS-Forschung im Interview mit Dr. Martin Daumer.

Mobilität als Indikator für den Gesundheitszustand – Ein Interview mit Dr. Martin Daumer

Dr. Martin Daumer ist Physiker, Mathematiker und wissenschaftlicher Direktor des interdisziplinären Sylvia Lawry Centres für Multiple Sklerose Forschung in München sowie Geschäftsführer des Medizinprodukteherstellers Trium Analysis Online GmbH.

www.thehumanmotioninstitute.org
www.slcmsr.org
www.trium.de
www.actibelt.com
www.runningpad.de

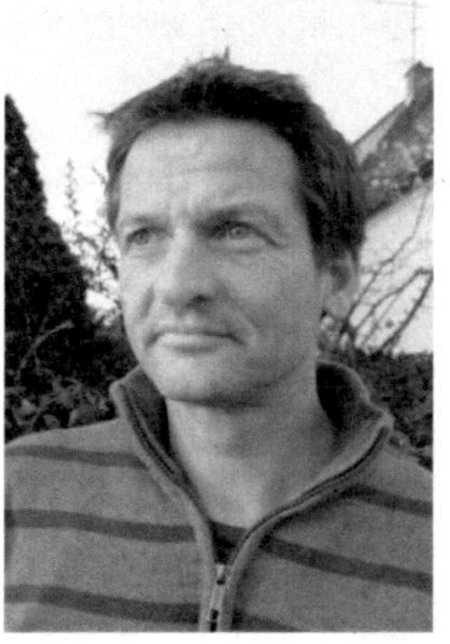

K. K.: Herr Dr. Daumer, Sie sind Leiter des Sylvia Lawry Centres für Multiple Sklerose Forschung. Was ist Aufgabe und Ziel des Zentrums?

M. D.: Die Idee für ein unabhängiges Forschungszentrum zur Unterstützung der Erforschung der Ursachen von Multipler Sklerose sowie zur beschleunigten Entwicklung wirksamer Therapien anhand der Vernetzung innovativer statistischer Methoden und modernster Computertechnologie mit medizinischem Fachwissen entstand 1999.
Unser Konzept für das Zentrum wurde von einem Team bestehend aus Mitarbeitern des Instituts für Medizinische Statistik und Epidemiologie von Prof. Dr. Albrecht Neiß und der von mir mit gegründeten Spin-off-Firma Trium Analysis Online GmbH entwickelt. Es konnte sich gegen zahlreiche Mitbewerber aus Europa und den USA durchsetzen, und so vergab die MSIF, die internationale Dachorganisation von damals 38 nationalen MS-Gesellschaften, nach einem strengen Ausleseverfahren den Forschungsetat in Höhe von zehn Millionen DM an uns.
2001 wurde das Sylvia Lawry Centre dann gegründet und arbeitet seit-

dem mit von den bedeutenden akademischen Forschergruppen und Pharmaunternehmen im Bereich Entwicklung von MS-Therapeutika zur Verfügung gestellten Patientendaten. Unsere Datenbank beinhaltet Daten von mehr als 30.000 Patienten (mehr als 100.000 Patientenjahre aus 45 klinischen Studien und Registern).
Aus diesen Informationen errechnen wir unter anderem mit Hilfe mathematischer Methoden „virtuelle Placebo-Gruppen". Langfristig könnte damit die ethisch problematische Placebogabe an MS-Erkrankte bei der Medikamentenentwicklung umgangen werden. Außerdem könnte die Entwicklung von Medikamenten so schneller, billiger und effizienter werden, vor allem aber auch sicherer.
Unser Ziel ist desweiteren die Optimierung des MS-Managements mittels Bereitstellung weiterer Mittel für eine objektive Beurteilung der Behandlungswirksamkeit sowie die Unterstützung von Entscheidungen bei einem Therapiewechsel – ein solches „evidenzbasiertes Entscheidungsunterstützungstool" ist frei im Internet unter der Adresse www.slcmsr.net/public/ verfügbar; weitere Entwicklungen mit Langzeitprognosen bis zu 30 Jahren sind in Vorbereitung.
Derzeit stützen sich Ärzte auf konsensbasierte Kriterien und eigene Erfahrung zur Beurteilung, wie ein Patient auf eine Behandlung anspricht. Diese Kriterien basieren auf Parametern wie Rückfallhäufigkeit, Anhäufung von Behinderungen und Magnetresonanz-Imaging (MRI).
Bei unseren Analysen haben wir festgestellt, dass es häufig sehr schwer ist, festzumachen, ob und in welchem Maße ein Patient auf eine Behandlung anspricht und langfristig von der Behandlung trotz der teilweise gravierenden Nebenwirkungen profitieren wird. Gerade die bildgebenden Verfahren haben sich dabei in ihrer jetzigen Form als unzuverlässiger Indikator für den Gesundheitszustand herausgestellt. Stattdessen zeigte sich, dass eine Erfassung der Mobilität des Patienten im Alltag im Zusammenhang mit gleichzeitiger Aufzeichnung anderer Parameter weit aufschlussreicher ist.

K. K.: Sie haben deshalb den actibelt® entwickelt, einen Gürtel, der körperliche Aktivität bei MS-Patienten aufzeichnet. Wie funktioniert dieser genau?

M. D.: Wir haben damals nach einer Lösung gesucht, die Langzeitaufnahmen der Aktivität von Personen in ihrem Alltagsumfeld ermöglicht. Zunächst hatten wir mit einer Art „James-Bond"-Weste experimentiert,

um mobiles medizinisches Monitoring zu ermöglichen (das „Medshirt“). Das Medshirt war aber nicht wirklich alltagstauglich und so begannen wir etwas zu entwickeln, das die Patienten im Alltag nicht beeinträchtigt und sich für alle Alters-, Gewichts- und Größengruppen eignet. So hatten wir schließlich die Idee, einen triaxialen Beschleunigungssensor in eine Gürtelschnalle zu integrieren und haben Algorithmen und Software zur Auswertung der Daten entwickelt.
Der actibelt® erfasst die Bewegungen des Tragenden (links-rechts, hoch-runter, vor-zurück) mit einer Samplingrate von 100 Hz. Mit Hilfe der Software werden die Messdaten schließlich aus dem Gürtel ausgelesen und ausgewertet. Die Software bestimmt dabei, wie häufig der Patient sich bewegt hat und unterscheidet zwischen Joggen, Gehen, Stehen/Sitzen, Liegen usw.
Das Ganze ist durch die spezielle Lage des Sensors zudem eine Art mobiles Ganglabor und gestattet, detaillierte Informationen über Schrittzahl, -länge, -asymmetrie, Gangqualität und vor allem die Alltagsgehgeschwindigkeit zu extrahieren. Aus den Rohdaten können auch Gleichgewichtsprobleme und das damit gekoppelte Sturzrisiko quantifiziert werden, neuerdings auch mit kabelloser Übertragung auf ein Smartphone und Online-Berechnung, die „Balance-App“ (www.biomedtown.org/biomed_town/vphop/reception/news/actibelt-201cbalance-app201d-available-for-android-platforms/). So werden objektive Ergebnisse erzielt, die die früher übliche subjektive Befragung des Patienten ersetzen. Auch klinisch durchgeführte Kurzzeitmessungen sind häufig durch den so genannten „Weißkitteleffekt“ oder schlichte tageszeitliche Schwankungen oder die Tagesform verfälscht. Mit dem actibelt® können Daten hingegen über, wenn nötig, sogar Monate hinweg erfasst werden. Es gibt sogar die Möglichkeit, während solch einer Langzeitüberwachung Stürze zu erkennen und Alarme auszulösen.

K. K.: Körperliche Aktivität ist gleichzeitig auch Therapiemaßnahme, um Symptome zu lindern und die Lebensqualität zu steigern. Bei diesen Therapiemaßnahmen werden Übungen auch häufig barfuß durchgeführt. Welchen Nutzen bringt das dem Patienten?

M. D.: Die Mobilität zu erhalten ist oft ein wichtiges, wenn nicht das wichtigste Ziel der Therapiemaßnahmen. Mobilität ist von sehr großer Bedeutung für die Lebensqualität der Patienten. Wenn Menschen schon gangunsicher sind oder ihnen mögliche Probleme bei Überhitzung vor

Augen geführt werden, wird Bewegung oft vermieden, was das Problem noch verschlimmert, da Muskulatur nur erhalten bleibt, wenn sie genutzt wird.
Bei barfüßigen Übungen steht man sicherer auf dem Untergrund als wenn eine dicke Sohle dazwischen ist. Das Gehirn erhält mehr Informationen und die Bewegung wird so sicherer. Zudem werden beim Barfußlaufen auch mehr Muskeln trainiert als in Schuhen, und der Fuß ist beweglicher, eine natürliche Abrollbewegung wird gefördert und die gesamte Koordination kann verbessert werden. Es gibt aber derzeit noch keine Studien, die den Nutzen von „Exercise Walking" bei MS – mit oder ohne Schuhe – belegen würden, sie sind aber in Vorbereitung.

K. K.: Sie haben abseits Ihrer beruflichen Tätigkeit den Freeheel Running Pad entwickelt, einen Barfuß-Laufschuh, der mit dem ISPO Award 2012 ausgezeichnet wurde. Wie sind Sie auf die Idee dazu gekommen?

M. D.: Ich bin selbst oft und gern in meiner Freizeit barfuß unterwegs, jogge auch ohne herkömmliche Laufschuhe, teils in so genannten „Barfußlaufschuhen". Bei Bergläufen oder bei tiefen Temperaturen habe ich aber festgestellt, dass meine nackten Fußsohlen gerade bergab doch an ihre Grenzen kommen, bei höheren Temperaturen ist insbesondere das Fußklima mit normalen „Barfußlaufschuhen" ein Problem. So kam mir die Idee, einen Schuh zu entwickeln, der den Fußballen schützt, aber ansonsten so minimal wie möglich bleibt. Da man beim natürlichen Joggen mit dem Vorderfuß aufsetzt und die Ferse kaum den Boden berührt, bedarf es im Grunde auch nur einer Unterstützung dort. So bleibt der Schuh ultraleicht, kann atmen und der Fuß wird nicht überhitzt, während die Fußsohle dort, wo sie am stärksten beansprucht wird, geschützt ist. Der Prototyp kam gut an, und so wird der Schuh inzwischen in Zusammenarbeit mit dem Unternehmen Starringer Leder von Sinnen produziert. Der ISPO Award war eine zusätzliche, sehr erfreuliche Überraschung.
Ähnlich wie die Gruppe von Dan Lieberman im Lauflabor können wir mit actibelt®-Messungen zeigen, dass beim Barfußlaufen die Druckspitze des so genannten „heel strikes" wegfällt, die unter anderem dafür verantwortlich gemacht wird, dass die Verletzungsrate mit Schuhen sogar doppelt so hoch ist wie beim Barfußlaufen. Sehr wichtig für Interessierte, die auf Barfußlaufen umstellen wollen, ist es allerdings, nicht nach der „TMTF"-Devise vorzugehen, also „too much too fast" zu wol-

len. Die Muskulatur und die Sehnen und Bänder brauchen Zeit, um sich auf die neuen Belastungen beim Vorder-/Mittelfußlauf einzustellen, sonst kann es zu Verletzungen kommen.

IX. Schlussworte und Dank

Dieses Buch wurde geschrieben, um dem gesundheitsbewussten, interessierten und aufgeschlossenen Leser einen Rundumblick zum bisher unterschätzten, aber aufstrebenden Thema Barfußlaufen zu ermöglichen. Es ist nicht als medizinisches Fachbuch zu verstehen und will und kann selbstverständlich keinerlei Heilsversprechen abgeben. Es möchte aber darauf aufmerksam machen, dass es in vielen Fällen hilfreich und gesund ist, die Schuhe öfter einmal wegzulassen, und dass es nahezu immer ein Mehr an Wohlbefinden und Freude bedeutet, diesem in vielen von uns verschütteten Bedürfnis nachzukommen.
Die Annäherung an das Thema sollte dabei mit dem „offenen Geist des Anfängers" stattfinden, um ein möglichst umfangreiches und vielschichtiges Bild abzuliefern. Zur Untermauerung bzw. Ergänzung meiner Recherchen war es mir wichtig, zahlreiche Experten mit ihrem fundierten Faktenwissen, aber auch mit ihren unterschiedlichen Auffassungen und subjektiven Erfahrungen zum Thema, ausführlich zu Wort kommen zu lassen. Die Berichte der langjährigen Dauerbarfüßer zeigen dem gegenüber wiederum ganz konkret auf, was barfuß alles möglich ist und was es in der Praxis bewirkt.
Einiges wiederholt sich dabei zwangsläufig, als Lern-Trainerin sehe ich das allerdings nicht negativ, fördern Wiederholungen doch das Behalten. Im Grunde wäre zudem so gut wie jedes Kapitel einer ausführlicheren Behandlung oder gar eines eigenen Buches wert gewesen; etwas, das es sich für die Zukunft im Hinterkopf zu behalten lohnt. Hier ging es aber zunächst vor allem darum, einen Gesamtüberblick über das Thema zu ermöglichen.
Ich hoffe, Ihnen als Leser damit Mut und Lust gemacht zu haben, das Barfußlaufen einfach einmal auszuprobieren und sich dafür das jeweils Passende aus diesem Buch herauszunehmen. Ergänzen Sie das beim Lesen gewonnene Bild durch praktische Erfahrungen, denn diese sind durch keine Theorie zu ersetzen. Machen Sie, was Ihnen gut tut, ich wünsche Ihnen viel Spaß dabei!
Ganz herzlich danken möchte ich allen, die sich mit einem Interview, einem Vorwort und einem Erfahrungsbericht eingebracht haben oder über die ich ein Porträt schreiben durfte. Die höchst interessanten und spannenden Begegnungen waren mir eine große Freude, und insbesondere die Dauerbarfüßer können sich meiner Bewunderung mehr als si-

cher sein.
Großer Dank gilt auch dem *fidibus* Verlag und vor allem meiner Verlegerin Christine Trompka, die mit diesem Projekt großes Vertrauen in mich gesetzt hat, und Ulrike Niebuhr, die unter anderem den wunderbaren Buchumschlag entworfen hat.
Ich danke auch meiner Schwester, die, während ich noch schrieb, schon einen dankenswerterweise strengen Korrektorinnenblick auf das Manuskript geworfen hat.
Ganz besonders dankbar bin ich denen, die schon seit langer Zeit stets motivierend und aufbauend hinter mir stehen, was das Schreiben angeht. Als da wären: Nicole (weltbeste Pomponschwenkerin), Sabrina, Sonja, Steven, Dani und vor allem Marcel, der auch schon einmal mitrecherchiert, ohne dass ich danach fragen müsste, und der einfach alles von mir lesen mag.

www.fidibus-verlag.de
www.katja-kulin.de

X. Literatur- und Quellenverzeichnis

Bücher:

Anatomie Taschenatlas. Bd.1: Bewegungsapparat. Georg Thieme Verlag KG. Stuttgart, 10., überarbeitete und ergänzte Auflage 2009.

Branden, Nathaniel: Die 6 Säulen des Selbstwertgefühls. Erfolgreich und zufrieden durch ein starkes Selbst. Piper. München, 10. Auflage 2010.

Dornes, Martin: Der kompetente Säugling. Die präverbale Entwicklung des Menschen. S. Fischer Taschenbuch. Frankfurt am Main, 2. Auflage 1995.

Faltermaier, Mayring, Saup, Strehmel: Entwicklungspsychologie des Erwachsenenalters. Verlag W. Kohlhammer. Stuttgart, 2., überarbeitete und erweiterte Auflage 2002.

Heinrich, Bernd: Laufen. Geschichte einer Leidenschaft. List Taschenbuch. Berlin, 4. Auflage 2010.

Kabat-Zinn, Jon: Im Alltag Ruhe finden. Meditationen für ein gelassenes Leben. Knaur TB. München, 1. Auflage 2010.

Kabat-Zinn, Jon: Gesund durch Meditation. Das große Buch der Selbstheilung. S. Fischer Taschenbuch. Frankfurt am Main, 6. Auflage 2009.

Köhler, Barbara und Reber, Heidi: Kinder machen Fußgymnastik. Üben mit Klein- und Schulkindern. Georg Thieme Verlag KG. Stuttgart, 6., unveränderte Auflage 2006.

McDougall, Christopher: Born To Run. Ein vergessenes Volk und das Geheimnis der besten und glücklichsten Läufer der Welt. Karl Blessing Verlag. München, 3. Auflage 2010.

Reinberg, Burkhard: Bigfoot. Unten ohne durchs Leben ... oder warum machen Schuhe blind? RaBaKa Publishing. Neuenkirchen, 1. Auflage 2011.

Robillard, Jason: The Barefoot Running Book. A practical guide to the art and science of barefoot and minimalist shoe running. Barefoot Running Press. Allendale, Second Edition 2011.

Ober, Clinton; Sinatra, Stephen; Zucker, Martin: Earthing. Heilendes Erden. Gesund und voller Energie mit Erdkontakt. VAK Verlags GmbH. Kirchzarten bei Freiburg, 1. Auflage 2011.

Soeffker, Eduard und Soeffker, Siegrid: Barfußwandern. Münchner Berge und Alpenvorland. Bergverlag Rother. München, 1. Auflage 2008.

Magazine und Broschüren:

Abromeit, Lars: In der Welt der ersten Menschen. Ein neues Bild von unserem Ursprung. In: GEO 3/2010.

Jung, Martl: Barfuß über die Alpen. In: Der Trotter. Die Zeitschrift für Globetrotter seit 1975. Bd. 36, 2010.

Lieberman, Daniel E. and Bramble, Dennis M.: Endurance Running and the Evolution of Homo. In: Nature 432, 2004.

Lieberman et al: Foot strike patterns and collision forces in habitually barefoot versus shod runners. In: Nature 463, 2010.

Motion. Die neue Bewegungsmedizin. Magazin der Gesellschaft für Haltungs- und Bewegungsforschung e.V. (GHBF). 01/2011.

Prätorius, B.; Milani, T.-L.; Ulfig, M.-A.; Schmitz, K.: Barfuß gegen Koordinationsstörungen. Motorik Jahrgang 29, März 2006

Saxby, Lee: Propriozeption. Barfußlaufen verstehen. Terra Plana International/Vivobarefoot, 2011

Webseiten:

Seiten der am Buch Beteiligten in der Reihenfolge ihres Auftretens:

www.healthcare-bayern.de

www.hartmut-und-ich.de

www.wortguru.de

www.sylvia-witt.haus-der-kuenste.de

www.struzek-essen.de

www.dr-rarreck.de

www.barfusspark.info

www.barfuss-trend.de

www.naturfitness.de

www.brein-coaching.de

www.naturfitness.de

www.martl-jung.de

www.alpen-barfuss.de

www.deutschland-barfuss.de

www.laufmalwieder.de

www.barfusslaufen.com

www.vigli.de

www.chiropraktik-goettingen.de

www.spirituelles-laufen.de

www.runnersworld.de

www.lauf-bar.de

www.allgaeuyeti.de

www.saarschleife.de

www.thehumanmotioninstitute.org

www.slcmsr.org

www.trium.de

www.actibelt.com

www.runningpad.de

Weitere, in alphabetischer Reihenfolge:

www.amsel.de/multiple-sklerose

www.barefootrunning.fas.harvard.edu

www.biokinematik.de

www.dein-fuss.de

www.fas.harvard.edu/~skeleton/danlhome.html

www.fussgesundheit.info

www.hobby-barfuss-forum.de

www.medizin-websites.de/fussprobleme

www.spiraldynamik.com

www.villavita-essen.de

Literatur für Feuerstarter im *fidibus* Verlag

Heilpraktikerin Carmen Schübel-Bauer
Narben – mehr als eine flüchtige Erinnerung

Narben stören den Energiefluss im Körper. Ob als Tattoos und Piercings oder Operationsnarbe, oft bedarf es einer Behandlung.
Wie Sie problematische Narben erkennen können und welche Krankheitsbilder auftreten können, erklärt dieses umfangreiche, leicht verständliche Fachbuch.

Durch naturheilkundliche Hilfen, Massagen und passende Cremes kann die Haut teilweise regenerieren und eine Narbenentstörung erreicht werden. Auch vorbereitende Maßnahmen, zum Beispiel bei einer geplanten Operation, sind möglich. Durch eine gezielte Behandlung auf Meridianebene können „Energieblockaden" ausgeglichen werden.
Viele praktische Selbsthilfemöglichkeiten und Möglichkeiten der Heilbehandlung aus Physiotherapie, TCM und Kinesiologie werden umfassend aufgezeigt. Als Kompendium zu einem bisher vernachlässigten Thema ist es auch für die Fortbildung von Physiotherapeuten, Heilpraktikern und Dermatologen geeignet.

Empfohlen von der **Selbsthilfeorganisation Cicatrix e.V.**
Gemeinschaft für Menschen mit Verbrennungen und Narben
und dem **Verband Unabhängiger Heilpraktiker e.V.**

ISBN 9783943411126
€ 24,95

Rechtsanwältin Anja Schneider
Anwaltstipps für Scheidung/Unterhalt/Sorgerecht
Faire Trennung durch Mediation

„Wir wollen ein Partner an Ihrer Seite sein, der Sie auf dem oft schwierigen Weg durch Gesetzlichkeiten begleitet. Wir freuen uns, wenn Sie uns Ihr Vertrauen schenken.“
RAin A. Schneider

Blicken Sie durch in allen Fragen rund um Scheidung, Unterhalt und Sorgerecht. Eine faire Trennung und Mediation kann sich als Segen für die Familie erweisen. Klare Absprachen, fundierte Rechtsinfos und Sensibilität kehren den Schock in einen konstruktiven Prozess um.
Mehrwert pur, als praxisnahe Schritt-für-Schritt-Anleitung in allen Unterhalts- Sorgerechts- und Scheidungsfragen.

Ausführliche und praxiserprobte Tipps und Tricks um nicht im Regen stehen zu bleiben.
Kosten sparen durch außergerichtliche Streitschlichtung. Hilfe bei der eigenen Existenzsicherung und im Umgang mit gemeinsamen Kindern und Unterhaltszahlungen.

Alle wichtigen aktuellen (Unterhalts-) Tabellen, Formulare und Vorlagen. Perfekte Musterbriefe im Buch erleichtern ungemein und helfen Hürden zu überwinden.

ISBN 9783943411119
€ 19,70

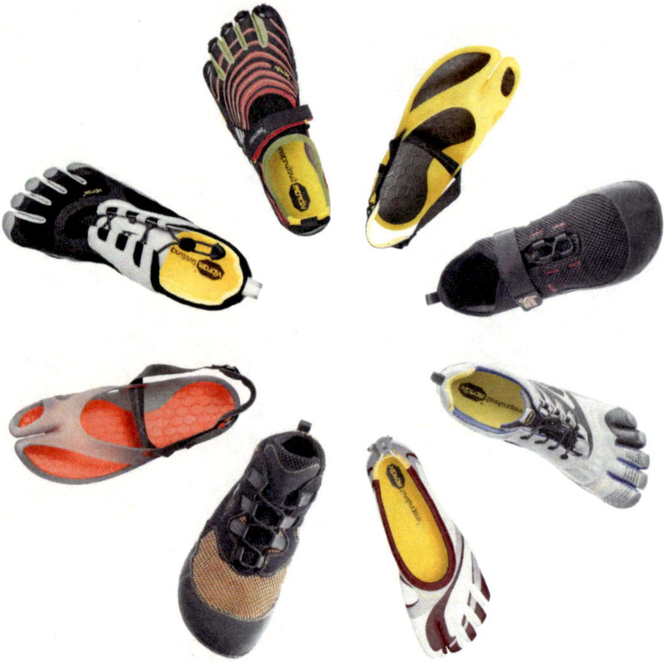

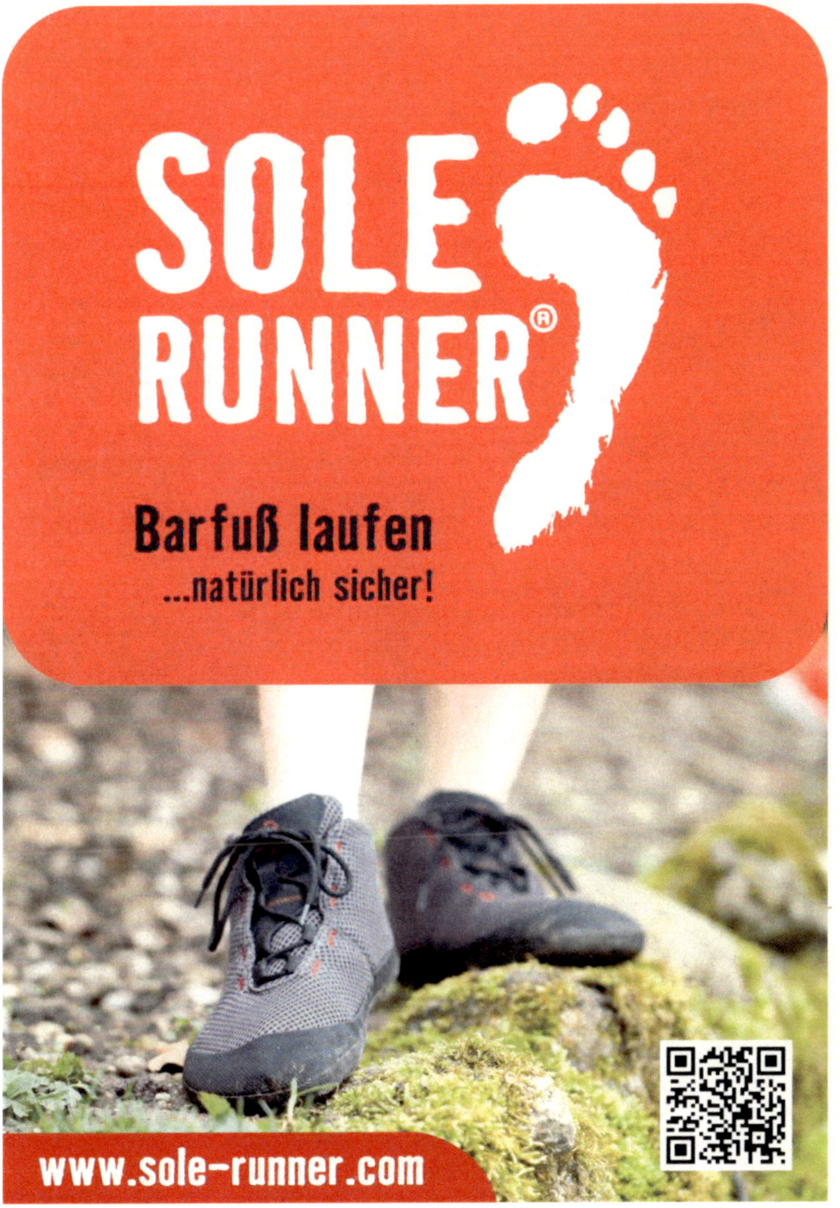
SOLE
RUNNER®
Barfuß laufen
...natürlich sicher!
www.sole-runner.com